总主编　卢传坚　陈　延

中医补土理论菁华临床阐发

皮　肤　科

主　　编　李红毅　熊述清
副 主 编　刘俊峰　闫玉红　张　荣
编　　委　（按姓氏笔画排序）
　　　　　王海燕　邓　浩　甘海芳　伍慧媚
　　　　　刘　奇　刘　炽　李伟强　李滨燕
　　　　　林　颖　孟威威　姚丹霓　莫秀梅
　　　　　郭　洁　黄楚君　梁家芬　喻靖傑
　　　　　谢秀丽　裴　悦

科学出版社

北　京

内 容 简 介

中医皮肤病学是中医学的一个重要临床学科,内容丰富,有着悠久的历史,几千年来经历了起源、形成、发展、逐渐成熟等不同阶段。作为"中医补土理论菁华临床阐发"丛书之一,本书以皮肤病为切入点,进一步深化文献研究,从皮肤科补土理论各时期发展特点与医家代表、补土理论与皮肤科的病理生理、补土理论与皮肤科疾病的治疗三方面阐明皮肤科补土理论的历史源流,挖掘补土理论核心内涵,梳理其传承关系;同时搜集皮肤科运用案例,对其代表性方药、方法、手段和技术等进行归纳总结。

本书适合中医药研究者,特别是从事流派传承的研究者及中医皮肤病研究的医生使用。

图书在版编目(CIP)数据

皮肤科 / 李红毅,熊述清主编. —北京:科学出版社,2024.10
(中医补土理论菁华临床阐发 / 卢传坚,陈延总主编)
ISBN 978-7-03-076836-0

Ⅰ. ①皮… Ⅱ. ①李… ②熊… Ⅲ. ①皮肤病-中医治疗法
Ⅳ. ①R275

中国国家版本馆 CIP 数据核字(2023)第 210719 号

责任编辑:李 杰 郭海燕 / 责任校对:刘 芳
责任印制:徐晓晨 / 封面设计:蓝正设计

科 学 出 版 社 出版

北京东黄城根北街 16 号
邮政编码:100717
http://www.sciencep.com

北京华宇信诺印刷有限公司印刷
科学出版社发行 各地新华书店经销
*

2024 年 10 月第 一 版 开本:720×1000 B5
2024 年 10 月第一次印刷 印张:10 1/2
字数:200 000
定价:68.00 元
(如有印装质量问题,我社负责调换)

总　序

　　"传承精华，守正创新"是习近平总书记对中医药工作作出的重要指示，为中医药传承、创新、发展指明了方向，中医药事业的发展迎来了前所未有的机遇。值此之际，由广东省中医院岭南补土学术流派学术带头人卢传坚教授策划并担任总主编的"中医补土理论菁华临床阐发"丛书也即将出版面世。这套丛书集结了我院多个学科众多专家学者的力量，是近百名编委共同努力的心血结晶，也是这些年来我院大力发展中医学术流派研究的成果之一。

　　2013 年，为了响应国家中医药管理局"大力建设学术流派"的号召，也为了进一步提升中医理论及临床诊疗水平，广东省中医院组建了"岭南补土流派工作室"。该工作室自建立以来，除了在理论及临床研究方面的不懈努力外，也着力于推动补土理论的学术交流，举行各种案例分享及学术探讨活动，有力推动补土学术理论在各学科的应用。经过这些年的发展，多个学科在补土理论的临床应用方面已经有所收获，凝练出了各自的专科特色。为了更好地总结和提炼这些理论精华，岭南补土流派工作室发起"中医补土理论菁华临床阐发"丛书写作计划，得到了各学科团队的热烈响应。在经过了将近两年的准备及反复修改核对后，这套总稿超百万字的丛书终于成稿。

　　翻开书稿，书中有编委们精心整理的理论、丰富的临床案例，突出了我院流派研究理论与实践相结合的特点；在书稿的架构上，由岭南补土流派工作室撰写的"中医补土理论菁华临床阐发"丛书有《补土菁华总论》一册，其他分册遍及多个临床学科，目前已交稿的包括《内分泌科》《耳鼻喉科》《肝病科》《肿瘤科》《乳腺科》《肾病科》《消化科》《皮肤科》《眼科》《呼吸科》共十个专科分册，组成了丛书专科系列。另有《异常子宫出血》《子宫内膜异位症》《湿疹》《克罗恩病》《肺癌》共五个专病分册，组成了丛书专病系列。虽然不同专科、疾病的具体治疗方案各有特色，但所应用的理论都源于补土，这正是中医"异病同治"的鲜明体现。

　　同时，多学科应用、突出优势病种也切合了学术流派的发展特点。纵观古代流派名家，虽各有所长，但基本不分科，只要灵活运用，在不同疾病的治疗中均能得心应手。因此，流派学术思想的应用，一方面，应该在多个领域中"遍地开花"，不断拓宽其应用范围，此为"横向发展"；另一方面，对于理论应用适用性强的病种还应重点发掘，优化其治疗方案，此为"纵向发展"。流派学术理论的应用既要使其有一定的普及性，更要突出其独特的治疗优势，使得流派理论的应用既能保持其特色,又能得到进一步的推广,这正是本套丛书的鲜明特点。

在这套丛书各分册的编委名单中,既有年龄与我相近的老专家作为学术顾问,同时也有不少年轻医生参与了本套丛书的编写,这充分体现了中医学术的传承以及老一辈专家对年轻一代的提携。我相信,编写的过程既是对老专家临床经验的总结提炼,也是后辈们深入学习的一次机会。书籍是中医传承过程中重要的思想载体,希望这套丛书不仅是一份标志性的成果,更是一个起点,能够吸引更多的中医人到中医流派理论学习中去,更好地发挥中医的治疗优势。

是以为序!

国医大师、广州中医药大学首席教授 禤国维

2020 年 4 月于广州

前　言

　　中医皮肤病学是中医学的一个重要临床学科，内容丰富，有着悠久的历史，几千年来经历了起源、形成、发展、逐渐成熟等不同阶段。皮肤科疾病发病虽发于外，但和五脏六腑密切相关。其中，脾胃为"后天之本"，位于中焦，为气血生化之源、气机升降之枢纽。《灵枢·营卫生会》载"人受气于谷，谷入于胃，以传与肺，五脏六腑，皆以受气，其清者为营，浊者为卫，营在脉中，卫在脉外"。脾胃升降协调，则五脏六腑气机协调，功能正常，则肌肤荣润光泽；脾胃功能受损、升降失调，则无力运化水谷，气血生化无源，气机逆乱，气血运行失调，脏腑组织及肌肤皮毛不得充养，则会在皮肤上出现相应的临床表现，如皮肤干燥、瘙痒等。《丹溪心法》中载"欲知其内者，当以观乎外；诊于外者，斯以知其内。盖有诸内者形诸外"。这也正是"司外揣内，司内揣外"思想的体现。所以，从皮肤的荣润和色泽等，也可以揣测脾胃功能的盛虚和是否协调。

　　纵观脾胃学说在中医皮肤病学中的发展历程，《黄帝内经》是其理论基础，张仲景的《伤寒杂病论》则创立了从脾胃辨治的理法方药体系；晋唐时期，中医皮肤病学进入了一个初期发展时期，各医家对皮肤疾病的认识不断提高，临证重视脾胃功能的调理，推动了补土理论在皮肤科疾病治疗中的发展。金元时期的中医"补土派"的创始人李杲编写的《脾胃论》，更使补土理论在皮肤疾病中的应用进入了完善和发展的阶段。另一名医朱震亨从"清补脾胃"的角度论治皮肤疾病，乃是对补土理论的继承和发扬；明清时期，外科专著的出现，使补土思想的运用从中医内科延伸到中医外科，叶天士创胃阴虚的理论和治法，使中医补土理论更为完整；新中国成立后，中医皮肤病学进入一个快速发展的阶段，并从中医外科中独立出来，中医皮外科泰斗赵炳南、朱仁康的临床经验集奠定了现代中医皮肤病学的基础，顾护脾胃的思想在中医皮肤科中进一步得到完善与应用，继赵、朱之后的皮肤科名医，不断继承发展调理中枢以和脾胃，继而调治皮肤疾病的理论，确立了一套新思路，进一步推动了中医补土理论在皮肤疾病中的应用。

　　岭南皮肤病学术流派奠基于秦汉明清时期，萌芽于近现代时期，鼎盛时期在以禤国维教授为首成立了学术团队时期。从秦汉明清时期至当代，岭南皮肤科逐渐发展完善，逐渐从中医外科范畴中分支独立，形成了岭南皮肤病学术流派。其中具有代表性的皮肤外科名医有黄耀燊、国医大师禤国维、陈达灿、卢传坚、范瑞强、李红毅等。

禤老认为祛湿尤重调脾胃,脾胃同位于中焦,生理上,脾主运化水谷和水湿,胃主受纳、腐熟水谷;脾主升清,胃主降浊,脾气上升,津液得以四布,营养全身;胃气下降,食物得以下行,腑气通利。治疗脾虚证时,健脾常用甘味药,《素问·至真要大论》云"夫五味入胃,各归所喜,故……甘先入脾";《素问·脏气法时论》云"脾欲缓,急食甘以缓之……甘补之",说明甘味药入脾经,有益气健中、补养脾胃之功效。甘味性温者有补气助阳之功效,如太子参、沙参、黄芪、白术、山药、白扁豆、炙甘草、大枣等,适用于以脾胃气虚为主的病证。脾虚则湿浊生,湿浊困脾,又常影响脾之运化功能,故治疗脾虚证常从祛湿着手。禤老祛湿常用淡渗利湿、芳香化湿、苦温燥湿、温化寒湿等法。对于脾虚生湿以致湿盛为患者,可配茯苓、猪苓、泽泻、苡仁等淡渗利水之品,使水湿去而脾运得健。禤老常言"利湿即所以健脾"即是此意。芳香化湿常用砂仁、白蔻仁、藿香、佩兰等药物。苦以燥湿,禤老认为脾为阴土,喜燥恶湿,治疗当遵《素问·至真要大论》"湿淫于内,治以苦热……以苦燥之"。但苦味药亦有偏温偏寒之异,其苦温燥湿者常用苍术、白蔻仁、砂仁、厚朴等,适用于脾湿偏盛者;苦寒燥湿者则能清热燥湿,多用于脾胃湿热蕴结或暑湿伤中之证,常用药如黄连、黄芩、茵陈、栀子等。

本书以皮肤病为切入点,进一步深化文献研究,从皮肤科补土理论各时期发展特点与医家代表、补土理论与皮肤科的病理生理、补土理论与皮肤科疾病的治疗三方面阐明皮肤科补土理论的历史源流,挖掘补土理论核心内涵,梳理其传承关系;同时搜集皮肤科运用案例,对其代表性方药、方法、手段和技术等进行归纳总结。

希望本书能够对中医药研究者,特别是从事流派传承工作及中医皮肤病研究的医生有所帮助,更希望读者能够不吝指教,指出文中疏漏之处,以便今后进一步完善。

李红毅

2024 年 3 月

目　录

下篇 补土理论皮肤科运用案例

上篇 皮肤科补土理论的
历史源流

第一章 皮肤科补土理论各时期发展特点与医家

作为国粹之一的中医学，是中国古代文化的重要组成部分，阴阳学说、五行学说、精气学说等朴素的中国古典哲学理论是中医学认识人体、疾病的基础，通过望、闻、问、切"四诊"司外揣内，取象比类，见微知著，定病性，辨病位，遂以药之偏纠体之偏，从而恢复人体阴平阳秘的中和状态，是中医诊治疾病之基本思路。基于《黄帝内经》中的五行学说，脾胃对应的五行属性为"土"。

补土学术流派是以李东垣的学术理论为基础，以调整脾胃功能为方法，以恢复机体健康为目的的学术流派。"补土"为广义之说，一切能够使中土恢复正常生理功能的治疗手段都可以称为"补土"。"补"不是指单纯的温补或是滋补，也不排斥"攻"法，只要攻伐的手段对于恢复中土功能有益，也不离"补土"理论宗旨。脾胃学说从中医奠基性著作《黄帝内经》开始，就一直得到各时期各医家的高度重视，从《素问·五脏别论》的"胃者，水谷之海，六腑之大源也"到李东垣的"脾胃内伤，百病由生"，再到李中梓的"脾胃为后天之本"等，脾胃学说在丰富的临床实践中不断传承发展和创新，其中李东垣的"补土派"可谓是脾胃学说发展史上浓墨重彩的一笔，到明清的薛己、赵献可的温补派，叶天士的胃阴派，更为补土学说增光添彩；近现代医家对脾胃病的不断认识和进一步补充为补土学说注入了新的生命力，从而逐渐形成了一套完善的理论体系。

第一节 战国前至秦汉时期

基于《黄帝内经》中的五行学说，脾胃对应的五行属性为"土"。"补土"为广义之说，一切能够使中土恢复正常生理功能的治疗手段都可以称为"补土"。

秦汉时期，正处于中医学理论体系初步形成的历史阶段，此时中医学已发展到了相当的水平，调理中焦脾胃的理论已经成熟应用于各种疾病的治疗之中。然而，关于补土思想对皮肤生理病理及皮肤病发病机制的认识，仍未成系统，而是散在于各医著之中。

《黄帝内经》中，关于皮肤及皮肤相关疾病的论述中，就有关于脾胃功能与肌肤荣润的相关论述，这个时期也是补土思想在皮肤病治疗中的理论奠基时期。《黄帝内经》总结了我国春秋战国以前的医学成就和治疗经验，其中关于皮肤病的记载有痈、疽、疠风、痤痱、痒疥、皮痹、胼胝等多种病名，并有不少关于皮肤的组织生理、病因病机及治疗的记述，包含了关于脾胃功能与皮肤及皮肤疾病的论述。《灵枢·营卫生会》载"营气者，泌其津液，注之于脉，化以为血，以营四末，内注五脏六腑，以应刻数焉。卫气者，出其悍气之疾，而先行于四末分肉皮肤之间，而不休者也"。营卫气血皆为脾胃化生，荣润肌肤，脾胃功能正常协调，则营卫调和，气血充盛，肌肤荣润有光泽。再如《素问·生气通天论》载"高粱之变，足生大丁"，就是指经常食用膏粱厚味的人，会损伤脾胃功能，脾胃消化无力，导致体内热毒郁结，可能会长痈疽疔疖等皮肤疾病。脾具有运化、统血、升清三大功能。脾为后天之本，主运化功能是保持正常皮肤生理功能的核心。

《素问·五脏生成》曰："多食苦，则皮槁而毛拔。"若脾虚不运，则不能正常运化饮食，并从中获取能量滋润皮肤，出现皮肤角化、萎缩等现象。脾主统血以运化为根基，通过所化营气滋养脾气而固摄血液。中医学认为"气为血之帅"，故脾气不固则血虚外溢，无力与外邪相搏，易出现紫癜、红斑等症状。脾主升清是在脾主运化的基础上，将水谷精微输送到脏腑肌肤。头面皮肤是升清通路的顶点所在，若脾虚日久，升清不得则水湿上泛，可导致气血不能荣面，可见面部色素沉着、面如尘土等黄褐斑表现。随着年龄增长，脾运化功能下降，表皮就会出现相应衰退的表现。《灵枢·天年》中描述的"七十岁，脾气虚，皮肤枯"所阐述的正是年老脾弱食少，无力奉送精微于肌肤。这均提示脾与皮肤之间存在联系，并且与脾运化饮食的功能关系密切。因此，饮食失宜导致的脾虚可能是皮肤屏障受损的关键。

此外，《素问·上古天真论》提出皮肤衰老的年龄及最初的表现为"女子五七，阳明脉衰，面始焦，发始堕……丈夫六八阳气衰竭于上，面焦，发鬓颁白。"可知是因"阳明脉衰"出现"面始焦"。阳明脉衰则"皮肤枯"，枯不仅仅代表水分的流失，更是荣华的枯竭。皮肤为机体最表层，是气血最不易抵达之地，故皮肤衰老也是气血亏虚后最容易出现的症状。气为血之帅，血为气之母。故脾胃作为枢纽及化生气血的作用缺一不可。脾胃的这几项功能正常，方能保证足够的气血滋润皮肤，使其保持弹力、红泽、荣华。

张仲景的《伤寒杂病论》中，特别重视脾胃的调理在疾病治疗中的作用。仲景继承《黄帝内经》脾胃理论，将顾护脾胃的学术思想贯穿于整个六经辨证理论体系之中，故《古今医统大全》曰："汉仲景著《伤寒论》，专以外伤为法，其中顾盼脾胃元气之秘，世医鲜有知者。"仲景脾胃学说当中论述了脾胃分治观、阳明胃腑宜通宜降、时时顾护胃气、脾无阳不运、注意保存胃津、土虚木乘论、胃气资助营卫、药后饮食调摄等诸多理论，这些理论对后世影响很大。脾胃虽同居中焦，但一脏一腑，一阴一阳，具备表里关系，但功能各有特点，病理表现亦有差异。仲景认为脾胃当分析而论，在《伤寒论》六经辨证中，将其分属阳明和太阴二经。在太阴和阳明病脉证并治篇，首条即以提纲形式揭示出太阴病与阳明病所表现出的虚寒与实热的不同证候。"太阴之为病，腹满而吐，食不下，自利益甚，时腹自痛""阳明之为病，胃家实是也"。太阴病总的证候特征是脾气虚寒证，治宜温中健脾，宜服"四逆辈"。阳明胃属阳燥之土，其病多表现为热证、实证，宜采用清下二法，其主方为白虎汤、承气汤之类。其中，关于皮肤疾病的相关论述，散在《伤寒论》和《金匮要略》中的《百合狐惑阴阳毒病证治》《疮痈肠痈浸淫病脉证》等篇中。《伤寒论·平脉法》第 69 条曰："寸口脉微而涩，微者卫气衰，涩者荣气不足，卫气衰，面色黄，荣气不足，面色青。荣为根，卫为叶，荣卫俱微，则根叶枯槁"。营、卫之气须脾胃运化的水谷精微化生，分别起到营养和保护作用。若脾胃生化乏源，营卫不足，不能正常输布气血津液于肌肤，则肤色青、肌肤枯槁无光泽，呈现衰老之象，说明皮肤是否光泽弹性取决于营卫之气是否充实，而营卫之气充实与否在于脾胃功能是否正常。《金匮要略》中载"狐惑之为病……蚀于喉为惑，蚀于阴为狐……蚀于上部则声喝，甘草泻心汤主之"。狐惑病相当于现代的白塞综合征，张仲景以甘草泻心汤治疗狐惑病，从中焦脾胃入手，益气和胃，清中焦湿热，而使脾胃合和，中焦升降协调，则气机通畅，气血自和。

第二节　晋、隋、唐、宋、金、元时期

这一时期，随着整个中医体系的发展，有关中医皮肤病的论述也不断增多，使中医皮肤病学开始进入了一个蓬勃发展时期。例如，晋代葛洪著的《肘后备急方》之卷五和卷六是专门介绍疥癣、瘾疹、漆疮、浸淫疮、诸痒等皮肤病治疗方药的篇章，提到的皮肤病有 40 余种，其中描述的"沙虱毒"是世界上最早关于恙虫病的记载。记载的美容方剂涉及散剂、酒剂、丸剂、膏脂剂等共 107 首，可用于面疱疮、酒渣鼻、粉刺、腋臭、狐臭、须鬓秃落、瘢痕、斑点、黑痣等多种损美性疾病，据统计，葛洪在内服方中以甘温、入脾胃经的药物居多，充分体现出脾胃在皮肤病治疗中的重要性。脾胃为后天之本、气血生化之源，而气血能滋养形体官窍、毛发指甲等，从而影响外在美容。

南齐人龚庆宣所著的《刘涓子鬼遗方》被认为是我国现存较早并具代表性的中医外科专著，反映了两晋南北朝时期中医外科的主要成就。其中有相当多的内容与皮肤病相关，较为详细地介绍了以中药内服或外用治疗多种皮肤病的方法，为中医皮肤病的发展做出了较大贡献。如该书首次记载了用水银膏治疗皮肤病，这比其他国家要早 600 多年。至宋金元时期，皮肤病学在理论和实践方面得到了进一步发展。国家组织编著了大批方书，其中包含了丰富的皮肤病治疗内容。同

时这一时期名医辈出，医家不断完善补土思想，临证重视脾胃功能的调理，拓展了对皮肤疾病的认识，大大推动了补土理论在皮肤科疾病治疗中的发展。

隋代巢元方的《诸病源候论》和唐代孙思邈的《备急千金要方》对中医皮肤病的病因病理、临床症状和治疗方药有较为全面的论述。其中《诸病源候论》所记载的皮肤病达100多种，包含了许多常见的现代皮肤病。《诸病源候论》所言"邪气客于肌，则全身肌虚……邪与卫气相搏，阳盛而热，阴盛则寒，寒则表虚，虚则邪气往来，故痒也"；若内伤脾胃，或卫气损伤而致脾气受损，则出现皮肤光泽变暗或者肤色萎黄，甚至变为棕黑。

唐代孙思邈的《备急千金要方》对皮肤病的治疗方药做出了较大贡献，弥补了《诸病源候论》中有症无药的不足，据不完全统计，该书用来治疗各种皮肤疮疡病的中草药有197种之多。《备急千金要方》提出"五脏不足，求于胃"，认为调理脾胃是治疗五脏不足的根本，调治脾胃可使"气得上下，五脏安定，血脉和利，精神乃居"。

这个时期，补土流派的最具代表性的医家，首推李杲（自号东垣老人，后人称李东垣），其编写的《脾胃论》，至今仍被补土流派医家奉为圭臬，其中有多处论及皮肤病生理病理的相关内容。李东垣在《脾胃论》中强调"内伤脾胃，百病由生"，强调脾胃作为"后天之本""气血生化之源"的重要性。《脾胃论》在论述皮肤生理时提到"气者，上焦开发，宣五谷味，熏肤，充身，泽毛，若雾露之溉，气或乖错，人何以生，病从脾胃生者"，治疗上主张升阳益气，升阳足以御外，益气足以强中，不论病之虚实传变，均应以脾胃为本。"大肠、小肠受胃之荣气，乃能行津液于上焦，灌溉皮毛，充实腠理"，说明皮肤的代谢有赖于脾胃的化生津液的功能。《脾胃论·后序》曰："伤胃之元气，使营运之气减削，不能输精皮毛经络，故诸邪乘虚而入。"提示脾虚会导致营气弱，不能濡养皮肤。从病理角度而言，《脾胃论·脾胃胜衰论》曰："气弱自汗，四肢发热或大便泄泻，或皮毛枯槁，发脱落，从黄芪建中汤。"《脾胃论·脾胃虚实传变论》又云："胃气一虚，耳、目、口、鼻俱为之病。"说明肤腠虚乃九窍之病，无不与胃中之气的亏虚有着密切的内在联系。这是由于脾胃既虚，不能固护肺气，机体防御功能减弱，各种病邪易于侵害，诚如《黄帝内经》所说"邪之所凑，其气必虚""正气存内，邪不可干"，故内在之脾气既虚，则外在的皮肤屏障能力减弱，邪气容易侵犯肌表。

朱震亨（后人称朱丹溪）承东垣之法，然不拘泥其理论所限，不尽采用东垣方，而主张"清养"为当，尝谓："胃为水谷之海，多血多气，清和则能受，脾为消化之气，清和则能运。"此论实际上开创了后世脾胃养阴学说之先河。其"清养"脾胃之思想由此可见一斑。《秘传证治要诀及类方·疮毒门·痒》云："有脾虚身痒，本无疥癣，素非产蓐，洁然一身，痒不可任。此乃脾虚所因。"明确指出脾虚也可导致皮肤瘙痒，在临床上形成了清补脾胃治疗皮肤瘙痒的治法，对补土理论进行了有力的继承和发扬。

第三节　明清时期

　　明清时期，皮肤病学知识日臻完善，对性病的认识也逐渐加深，但皮肤科仍归类于外科之中。这一时期，涌现出许多有较高成就的外科专著，如明代薛己的《外科发挥》《外科枢要》、明代王肯堂的《疡医准绳》、明代徐春甫的《古今医统大全》等，都有专卷论述皮肤病。而在明代申斗垣的《外科启玄》所载的皮肤病还附有图示。

　　明代社会相对稳定，政府重视医学典籍的整理研究，把它视作提高医生素养，加强医学理论建设的基础工作，对于金元四大家的思想理论的继承和发挥，起着承前启后的作用。这个时期的皮肤病代表性著作，首推外科三大流派之首陈实功的《外科正宗》，这是一部代表明以前皮肤病伟大成就的重要文献，以"列证最详，论治最精"著称于世。作者对多种皮肤病的病因、症状、治疗等都有系统论述和独到见解，并附有方剂歌诀和临床病案，在治疗方面重视调理脾胃，认为"内之证或不及其外，外之证则必根于其内也"。在《外科正宗·痈疽治法总论第二》中指出："脾胃者，脾为仓廪之官，胃为水谷之海……得土者昌，失土者亡……所以命赖以活，病赖以安，况外科尤关紧要。"内治方面则主张："凡疮七日以前，情势未成，元气未弱，不论阴阳、表里、寒热、虚实，俱先当灸然后可汗可攻，或消或托，兼求标本参治，必以脉合药，以药合病……大抵关节首尾，俱不可损伤元气、脾胃为要。"《外科正宗》不仅倡用消、托、补三法，且始终贯穿重视脾胃的学术思想。包括力主补托之法，强调脾胃和饮食营养的作用，提出"盖疮全赖脾土，调理必要端详"；反对无原则的饮食禁忌，"饮食何须戒口，冷硬腻物休餐"。陈实功对补土理论在皮肤病的治疗总结可谓详尽。

　　张山雷在《疡科纲要·论溃后养胃之剂》中则指出："外疡既溃，脓毒既泄，其势已衰，用药之法为清其余毒，化其余肿而已。其尤要者，则扶持胃气，清养胃阴，使纳谷旺而正气自充。虽有大疡，生新甚速。"即认为脾胃为气血生化之源、后天之本，脾胃健运，则气血充足，溃疡愈合亦迅速。溃疡流脓血会耗伤气血，日久则气阴不足，而且溃疡脱腐后，生新肉必赖气血之充养。

　　另一医家薛己曾私淑于张元素、李杲而重脾胃。薛己遥承李杲"胃为五脏之本源，人身之根蒂"、朱震亨"痈疽因积毒在脏腑，宜先助胃壮气以固其本"之说，强调人以胃气为本，治疗时主张补脾胃以滋其化源。他提出"大凡怯弱之人，不必分其肿溃，惟当先补胃气……疮疡之作，缘阴阳亏损，其脓既泄，气血愈虚，岂有不宜补者哉"，临床治疗时善用补中益气汤。薛己一派重视辨证论治，尤重内治；治疗中强调治病求本，本于脾肾，尤善温补脾肾，务滋化源以调理脾胃、调理气血。后世许多外科医家受其影响，都不同程度地继承和发展了其"治病求本"

的学术思想。如许克昌、毕法同辑的《外科证治全书》，以《外科证治全生集》为宗，重视脾胃的调护，"故善治外证者，无论大小轻重，必先顾其胃气，所谓本立而道生也……去其伤脾胃之病，即是理脾胃之正药也"，便是承袭于薛己的学术观点。

在明清时期，有一批医家在与外感发热性、流行性疾病作斗争的过程中，加深了对温病的认识，对中医传统理论体系再次创新，使温病在理、法、方、药上自成体系，形成了比较系统而完整的温病学说，从而使温病学成为独立于伤寒之外的一门学科。温病学说中具有对"皮肤斑疹"的描述及认识，但主要与外感热病的皮肤表现相关。究温病中所涉及的皮肤病，其性质多为出血性改变，病种较为局限，涉及的皮损也多局限于"斑、疹"两种类型。虽然认识有所创新，但温病仍承继伤寒，在治法上延续了张仲景"保胃气""存津液"的法则。

清代著名医家叶天士认为，脾与胃虽同属中土，但其功能有别，喜恶不同，故提出了"胃喜润恶燥"的观点。他指出："太阴湿土，得阳始运，阳明燥土，得阴自安，以脾喜刚燥，胃喜柔润也。"认为东垣升降之法，常用四君子汤、异功散、补中益气汤等针对脾气虚所设，对胃而言，提出"腑宜通即是补，甘濡润，胃气下行亦有效验"。叶天士医案中的"脾胃分治"的观点，受张仲景和李东垣影响最大，胃阳虚治以仲景大半夏汤、附子粳米汤，脾阳虚治以附子理中汤、四逆汤，脾虚气陷治以东垣补中益气汤，在加减变化和立法上也多取法仲景之说。如叶天士在《临证指南医案》中体现了对仲景方药的继承，在涉及"营卫交损"的医案中，都使用小建中汤化裁。如章虚谷对《临证指南医案·斑痧疹瘰》的注解道："热闭营中，故多成斑疹，斑从肌肉而出属胃，疹从血络而出属经，火不郁不成斑疹，点小即是从血络而出之疹，热在心包；点大从肌肉而出为斑，故热在胃。"故可知点大成片、色红或紫、抚之不碍手为斑，多由热郁阳明、迫及营血而发于肌肤；其形如粟米色红或紫，高出皮肤之上，抚之碍手为疹，多因热邪郁滞、内闭营分从血络透发于肌肤。叶天士常用沙参、麦冬、石斛、玉竹、天花粉、乌梅、生白芍等药，麦门冬汤等方，以及白粳米、青甘蔗浆、甜水梨汁等物甘润养胃，此法无辛热耗气伤阴、苦寒败胃伤阳，又或温燥助热损津、滞气碍胃之弊。叶氏创胃阴虚的理论和治法，是对仲景存胃阴思想的进一步发展，对后世影响巨大，在临床上疗效显著。补土学说发展至此，已经成为一个比较完整的理论体系。叶天士的脾胃学说是对前代脾胃学说的继承和发展，与仲景脾胃学说关系密切。

第四节　近现代皮肤科医家补土思想

新中国成立以来，中医事业得到了党和政府的重视，中医皮肤病学也得到了较快的发展，并从中医外科学中分离独立。1955 年，名医赵炳南、朱仁康便专门从事中医皮肤病的研究。1956 年，国家在北京、上海、广州、成都开办了第一批中医学院，开启了我国的中医高等教育。朱仁康、顾伯华等著名中医外科专家到中医学院任教，并编著了全国中医外科学统一教材，教材中包含了丰富的皮肤病学内容。其后，随着相关专著的出版，极大地丰富了中医学的理论体系，提高了临床疗效。如顾伯华主编的《中医外科学》、朱仁康主编的《中医外科学》，均设立皮肤病专门章节，极大丰富了皮肤病的诊治方法。北京中医医院编的《赵炳南临床经验集》、中国中医研究院编的《朱仁康临床经验集》可谓现代中医皮肤病学的扛鼎之作，奠定了现代中医皮肤病学的基础，为发展中医皮肤科学做出了巨大贡献。这一时期，中医各个流派也百花齐放，现代补土流派在对传统中医学进行整理总结的过程中继承发展了调理中枢以和脾胃，继而调治百病的理论。其中，在皮肤病的治疗领域里，涌现了大批的优秀医家。

我国中医皮外科学界的泰斗，现代中医皮肤科的奠基人和开拓者赵炳南善治湿疹，常说："善治湿疹者，当可谓善治皮肤病之半。"赵老认为湿疹虽形于外而实发于内，故需标本兼顾。该病多由于饮食伤脾，外受湿热之邪而致，治疗上既要重视湿热的外在表现，又需重视脾失健运的根本原因。故治疗应当先清热利湿以治其标，待湿热消退后，则健脾利湿以治其本，方能每每奏效。此外，赵老还提出，治疗痈疽疮疡疾患的阴证应该采用扶正祛邪，攻补兼施的方法，并始终注意顾护脾胃、扶助正气。除消渴病极重的患者，不过分强调控制饮食，以保护脾胃为先。全国名老中医张作舟发扬了赵炳南老师的学术思想，临床上治病以调理脾胃为要，注重维护正气，强调祛邪要留有余地。

现代中医皮外科泰斗朱仁康临床重视发病之内因，强调脏腑在疾病中的作用，尤重视脾胃学说，《黄帝内经》云："诸湿肿满，皆属于脾。"对于湿邪引起的皮肤病，朱仁康常紧抓脾胃这一环节。对临床上症见水疱、丘疱疹、搔破渗液、局限或泛发全身者，或起大疱、浸渍糜烂、瘙痒不止者，即采用健脾利湿法，运脾利湿法或温阳健脾、芳香化湿法，创制了健脾除湿汤、芳香化湿汤、小儿化湿汤等经验方。而对于湿热蕴积，化火化毒证，则是清热解毒与健脾渗湿并进。再如对于鱼鳞病、毛发红糠疹、掌跖角化症等角化性皮肤病，朱仁康认为是脾不能为胃行其津液所致，临床治疗给予加味苍术膏，以健脾助运，输布津液。

名中医、顾氏外科流派代表医家顾伯华强调"外症实根于内"，重视脾胃。脾胃为后天之本，是气血生化之源，脓乃气血所化，故脾胃气血为疮疡之本。"盖疮全赖脾土，调理必要端详""首尾俱不可损伤元气，脾胃尤为至要"。顾伯华父亲顾筱岩崇尚东垣之学，顾老受父亲影响颇深，在疮疡溃后或术后调理阶段，往往采用健脾养胃、和胃化浊之法，以助气血，促进疮口愈合。顾老的弟子、全国老中医药专家学术经验继承工作指导老师马绍尧以脾为核心阐述湿疹的发病机制，认为该病尤与脾失健运关系密切，擅从脾论治湿疹，以健脾益气，清热利湿之法贯穿始终。

全国名中医艾儒棣在中医外科、皮肤科疾病的治疗中首先重视脾胃，强调根本，根据"诸湿肿满，皆属于脾""水惟畏土，故其制在脾"的理论，提出急性者多是因湿邪困阻脾胃进而气机升降失调致病，或湿邪蕴结成毒，外发而为皮肤病；在治疗上采用健脾利水或除湿解毒之法，用以治疗急性湿疹、天疱疮等病；慢性者，则多由日久损伤正气，导致脾气不足、脾虚不能运化水湿，治疗上多采用健脾除湿之法，以治疗慢性湿疹、脂溢性皮炎、女阴溃疡、结节性痒疹等病，疗效较好；再如艾儒棣治疗慢性溃疡之经验方，乃是补血解毒汤合益胃汤，方中黄芪、山药和甘草，均是固脾益胃、生肌敛口之佳品。

国医大师禤国维教授祛湿尤重调脾胃。禤老认为脾胃同位于中焦，生理上，脾主运化水谷和水湿，胃主受纳、腐熟水谷；脾主升清，胃主降浊，脾气上升，津液得以四布，营养全身；胃气下降，食物得以下行，腑气通利。治疗脾虚证时，健脾常用甘味药，《素问·至真要大论》云"夫五味入胃，各归所喜，故……甘先入脾"；《素问·脏气法时论》云"脾欲缓，急食甘以缓之……甘补之"，说明甘味药入脾经，有益气健中、补养脾胃之功效。禤老喜用甘味性温者，以其有补气助阳之功效，如太子参、沙参、黄芪、白术、山药、白扁豆、炙甘草、大枣等，适用于以脾胃气虚为主的病证。相应的，他很少使用桂枝、干姜、制附子、肉桂、吴茱萸、蜀椒、人参等温燥之品。

禤老认为脾虚则湿浊生，湿浊困脾，又常影响脾之运化功能，故治疗脾虚证常配合祛湿法。禤老祛湿常用淡渗利湿、芳香化湿、苦以燥湿、温化寒湿等法。对于脾虚生湿以致湿盛为患者，可配茯苓、猪苓、泽泻、苡仁等淡渗利水之品，使水湿去而脾运得健，禤老常言"利湿即所以健脾"即是此意。芳香化湿常用砂仁、白蔻仁、藿香、佩兰等药物。至于苦以燥湿，禤老认为脾为阴土，喜燥恶湿，治疗当遵《素问·至真要大论》"湿淫于内，治以苦热……以苦燥之"。但苦味药亦有偏温偏寒之异，其苦温燥湿者常用苍术、白蔻仁、砂仁、厚朴等，适用于脾湿偏盛者；苦寒燥湿者则能燥湿清热，多用于脾胃湿热蕴结或暑湿伤中之证，常用药如黄连、黄芩、茵陈、栀子等。禤老特别指出，即使对于脾胃湿热蕴结者，苦寒清热亦不可以多用，中病即止，以免苦寒太过伤及脾气。

岐黄学者，第六、七批全国老中医药专家学术经验继承工作指导老师，广东省名中医，广东省中医院皮肤科学术带头人陈达灿认为治疗疑难皮肤病应以"脾土为枢"，补益不碍胃，攻泻不伤脾，重视健脾、理脾和护脾。皮肤病虽现于体表，却与五脏六腑有着密切关系，尤其是脾胃两脏。脾胃之气互根互生，相互协同，共同完成水谷精微的化生过程，并以之濡养五脏六腑、四肢百骸。"有胃气得生"，一些急重的皮肤病，如药物疹、红皮病，急性期控制后，可通过培护正气以促进机体的修复作用；一些免疫系统的慢性疾病，如红斑狼疮、天疱疮等，或者后期的疮疡，可通过固护脾胃扶正祛邪，促进疾病痊愈。

"固护脾胃更是慢性皮肤病稳定好转、减少复发的关键因素"。陈达灿教授表示，预防和减少特应性皮炎复发的关键就在健脾和运脾。特应性皮炎好发于儿童，小儿是"纯阳之体"，其"脏腑娇嫩，形气未充"，存在卫表不固、脾常不足的生理和病理特点。所以，陈达灿在治疗小儿皮肤病时尤其重视调理脾胃，治疗时常以四君子汤、参苓白术散、保和丸等方健脾运脾，并在健脾的基础上配合祛风、清热、利湿、解毒之剂，处方时考虑到小儿口味，选用一些甘淡而不苦寒之品，便于孩子服药。

陈达灿认为，皮肤病以湿邪为病居多，湿邪为患，还经常兼夹其他外邪，如风、寒、暑、热邪，蕴于肌肤而为病。《素问·至真要大论》曰："诸湿肿满，皆属于脾。"脾胃为气机升降的枢纽，脾主运化水湿，脾不健运、湿邪内生引起渗液，如湿疹、大疱病等。故在论治湿疹、特应性皮炎、天疱疮等慢性皮肤病时，要重视脾胃在发病中的主导作用，通过调理脾胃升降为枢，枢纽一开，便能宣通身体气机，让湿邪有所去路，皮肤病自然也就好了。针对湿热证皮肤病，陈达灿提出以"湿热为标，脾虚为本"的原则，治疗强调先治其标，后期调理脾胃。处方时，会使用一些炒制药物，如炒黄连、炒栀子，减少药物苦寒之性，以防败胃。小儿多用淡竹叶、布渣叶、白茅根等淡渗利湿，使湿邪从小便而出，祛邪不伤正。也常以陈皮、苍术等燥湿理气；后期可以性平味轻的药物，如太子参、云苓、白术等健脾渗湿固本。

"脾主肌肉"，脾虚气血生化无源，四肢肌肉无力，致皮痹、肌痹；"脾统血"，脾虚不能统摄，血行脉外则出现葡萄疫（过敏性紫癜）；"脾为气血生化之源"，血不能濡养肌肤，血不能滋养生发，故见皮肤干燥、瘙痒和脱发；"脾开窍于口""脾之华在唇""脾胃相互表里"，脾之湿热、胃火上炎而致口疮、唇炎。故除了湿疹、特应性皮炎等疾病，陈达灿亦常从脾胃论治老年性瘙痒症、脱发、过敏性紫癜、口腔溃疡、口周皮炎等疑难皮肤病。

陈达灿强调，治脾用方不投猛剂，不用大方，常以参苓白术散、四君子汤、补中益气汤、藿朴夏苓汤等方灵活加减。脾胃为多血气之脏腑，用药当清和，清和之气能健运脾胃，故选药应用平和之品。

岐黄学者、第七批全国老中医药专家学术经验继承工作指导老师、全国优秀科技工作者卢传坚教授作为岭南补土学术流派学术带头人，着眼中土脾胃，确立了以补土思想为指导的优势病种诊治体系，以临床价值为导向，从补土理论源流探究、学术思想体系构建、代表方药系统研究、古今医案整理、诊疗方案临床研究、有效方药开发转化等方面系统开展理论传承创新，始终注重理论与临床的有机结合，着力发挥理论指导临床实践的作用，并通过科学研究使理论得到升华。推崇"治病求本"理念，临证从"中土"立论，重"固本"之根，遣方用药强调"以脾胃为中心"，建立了"中土内伤致病"系统观及补土学术体系，在诊治难治性皮肤病方面有独特疗效，形成了鲜明的个人特色：提出银屑病"正气不足是根本，外邪触发是诱因，血热血瘀是标象"病因病机新理论，确立"固本化瘀"治疗原则；形成了以"健脾固肾"思想治疗慢性荨麻疹的理论及方药，并证实其有效性及安全性；创立从"补土"的角度论治慢性湿疹的创新理论，提出了"培土生金法""培土达木法"；认为儿童银屑病诱发于六淫时邪，但以脾气虚弱为本，风湿瘀滞为标。临证时可分期论治，进展期采用疏风凉血治其标，健脾化湿治其本的治法；静止期治以活血化瘀、利湿散结之法；消退期治以养血和营、祛风止痒之法。卢教授重视儿童生理病理特点，固护脾胃，临床治疗喜配合中药外洗以内外同治。

广东省名中医、广东省中医院皮肤科学科带头人范瑞强教授认为，湿疹以脾虚为病本，施治要分期。湿疹无论哪一证型，都要以脾虚为根本。湿热是脾虚湿困郁积而成，故以清热利湿为主，佐以健脾，湿热去则及时补脾，不可过用苦寒利湿之品；阴虚血燥风盛之证，是脾虚化生气血津液不足，当以养阴祛风润燥为主，佐以健脾补脾，既补气血津液可化生之源，又可培土生金，使肺宣发津液水谷以营养肌肤，调节腠理汗孔之开阖。范教授认为整体治疗很重要，缓解期治宜补脾健脾扶正，补脾常选用党参、太子参、白术、黄芪、山药，常用参苓白术散加减；发作期治宜祛风润燥、清热利湿祛邪为主，或祛风润燥、清热利湿和健脾止痒并用。

综上可见，纵观补土理论思想在中医皮肤病学中的发展历程，《黄帝内经》是其理论基础起源，张仲景的《伤寒杂病论》则创立了脾胃辨治的理法方药体系，从晋唐时期起，中医皮肤病学开始进入了一个蓬勃发展时期，各医家的著作中，对皮肤疾病的认识不断提高，临证重视脾胃功能的调理，推动了补土理论在皮肤科疾病治疗中的发展，金元时期的中医"补土学说"创始人李东垣编写的《脾胃论》，更使补土理论在皮肤疾病中的应用进入了补充完善和发展的阶段。另一金元名医朱震亨"清补脾胃"治疗皮肤疾病，是对补土理论的继承和发扬；明清时期，外科专著的出现，使补土思想的运用从中医内科延伸于中医外科，此后更有叶天士创胃阴虚的理论和治法，使补土学说的理论体系更为完整；新中国成立后，中医皮肤病学进入快速发展的阶段，并从中医外科中分离独立，中医皮肤外科泰斗赵炳南、朱仁康的临床经验集奠定了现代中医皮肤病学的基础，固护脾胃的思想在中医皮科中进一步得到完善与应用，继赵、朱之后的皮肤名医，不断继承发展调理中枢以和脾胃，继而调治皮肤疾病的理论，确立了一套治疗新思路，进一步促进了补土学说在皮肤疾病中的应用。

第二章 补土理论与皮肤生理病理

第一节 补土理论与皮肤生理

一、补土理论与皮肤生理病理概述

五行学说中，"土爰稼穑"，引申为凡具有承载、收纳、生化等类似性质或作用的事物和现象，均归属于土，故有"土载四行""土为万物之母"之说。根据中医藏象学说理论，脾胃五行属土，属于中焦，共同承担着受纳水谷，化生气血的重任。《脾胃论·天地阴阳生杀之理在升降浮沉之间论》中云："盖胃为水谷之海，饮食入胃，而精气先输脾归肺，上行春夏之令，以滋养周身，乃清气为天者也；升已而下输膀胱，行秋冬之令，为传化糟粕，转味而出，乃浊阴为地者也……或下泄而久不能升，是有秋冬而无春夏。乃生长之用陷于殒杀之气，而百病皆起。或久升而不降，亦病焉。"脾气主升，为胃行其水谷精微及津液水湿，胃气主降，为脾行其受纳腐熟之功，胃气降则水谷下行而无停滞积聚之患。脾升胃降，共同完成腐熟水谷，化生气血和升清降浊的功能，使人体气机生生不息。至于肝（胆）之升发、肺之肃降、心火下降、肾水上腾等，也无不配合脾胃以完成其升降运动，脾胃升降正常则周身升降皆顺。人出生后，生命过程的维持及其所需精气血津液等营养物质的生成，均依赖于脾胃运化所生的水谷精微，故而认为脾胃为"气血生化之源"，是"后天之本"[1]。

而"补"则属于中医治疗"八法"之一，是指用补益药物补养人体气血阴阳不足，改善衰弱状态，治疗各种虚证的方法。单纯从字面上解释，"补土"仅是一个中医治法的概念，即补益脾胃之治疗方法，是一个调整中土功能的过程，但它所发挥的作用又不仅于此，调整中土功能的最终目的，乃是调整全身脏腑的功能，从而达到执中央而运四旁的目的。而这一目的的达成，需要通过对脾胃中气的调控来实现。因此一切能够使中土恢复正常生理功能的治疗手段，都可以称为"补土"。"补"不是指单纯的温补或是呆补，也不排斥"攻"法，只要攻伐的手段对于恢复中土功能有益，最终目的是能够恢复中土的阴阳平衡，均符合补土理论的理念。

任何一种疾病发病的原因归结无外乎内、外两端，皮肤病亦然。就外因而言，主要由于寒温不适、饮食失节，正如《难经·第十四难》所云："损其脾者，调其饮食，适其寒温。"皮肤病患者，更多见发作于进食腥发动风、油腻酒醴之品后，可见饮食及起居、脾胃受损与皮肤病发病密切相关。就内因而言，早在《灵枢·外揣》中就曾有云"远者司外揣内，近者司内揣外"，揭示出皮肤病发病之本质，根于内在。《黄帝内经》亦提出"诸痛痒疮，皆属于心""肺主皮毛"等论述，不难看出皮肤病的发生与五脏六腑关系密切。而脾胃乃五脏六腑之源，所以脾胃在皮肤病的发生发展过程中起着重要作用。《外科证治全书·胃气论》曰："殊不知肌肉乃脾胃所主，治药乃胃气所关，肌肉不能自病，脾胃病之；诸药不能自行，胃气行之。"另外，脾主四肢，开窍于口。脾胃健旺，则气血来源充足，四肢有力，口和唇华；若脾胃不健，营血乏源，致血虚营滞，气虚湿阻，则发生湿疹、痤疮、银屑病等皮肤疾病。脾主统血，若脾气虚，统摄无权，血溢脉外可出现各种出血性疾病，如瘀斑、紫癜等。凡此种种，无论何脏导致，最终皆以脾胃为根本[2]。

二、皮肤生理功能

皮肤位于人体表面，是人体最大的器官，也是人体抵御外邪的第一道防线。皮肤由表皮及真皮两部分组成，表皮包括基底层、棘层、颗粒层、角质层、透明层及表皮下基底膜带；真皮主要由结缔组织组成。

皮肤的生理现象如下。

皮肤是人体的最大器官，它覆盖人的整个体表，具有屏障和吸收、分泌和排泄、体温调节、感觉、免疫、呼吸、内分泌等重要生理功能，它参与全身的各种功能活动并维持内环境的稳定，对于机体的健康十分重要。

健康的皮肤具有两方面的屏障作用，一方面保护了机体内各种器官和组织免受外界环境中机械性、物理性、化学性和生物性有害因素的侵袭；另一方面，阻止了组织内的各种营养物质、水分、电解质和其他物质的丧失。

正常皮肤的表皮、皮下组织共同形成一个完整的整体，它坚韧、柔软，具有一定的弹性和张力。角质层是防止外界物质进入人体和水分丢失的主要屏障，健康皮肤每天丢失水分的数量少于500g。与此同时，皮肤分泌的脂质对寄生菌的生长有抑制作用。

皮肤具有分泌和排泄的功能，主要通过汗腺和皮脂腺进行，年龄、性别、人种、温度、湿度、营养及激素等条件可影响皮肤的分泌、排泄功能。正常皮肤内分布有感觉神经及运动神经，产生各种感觉，引起相应的神经反射，以维护机体的健康。

皮肤是人体与外界环境直接相连的组织器官，与体内有着密切的联系，具有很强的非特异性免疫防御能力，随着医学免疫学的不断发展，现在认为皮肤同时具有非常重要的特异性免疫功能。

三、"脾、胃"生理功能

中医藏象学说认为,"脾"主要有两大生理功能,其分别是"脾主运化"及"脾主统血"功能。胃主"受纳、腐熟"水谷,对饮食物进行初步消化,与"脾"的功能相辅相成。

"脾主运化":指脾具有将水谷化为精微,将精微物质吸收并传输全身的生理功能。脾主运化是整个饮食代谢过程的中心环节,也是后天维持生命活动的重要生理功能。分为运化谷食(以固态食物为主)与运化水饮(以液态水饮为主)两个方面。

运化谷食指脾能够将食物化为精微物质,并将其吸收、转输到全身的生理功能。食物入胃,经胃初步消化即腐熟后,变为食糜,下传于小肠以作进一步消化。小肠中的食糜,在脾气作用下经进一步消化后,分为清浊两部分。其精微部分之清者,在脾的作用下,经小肠吸收后,再经脾气的传输作用输送到全身,分别化为精、气、血、津液,内养五脏六腑,外养四肢百骸、筋肉皮毛。食物的消化吸收虽离不开胃和小肠的功能,但必须依赖脾的运化功能,才能完成。脾气转输精微的途径有二:一是上输心肺,化生气血,布散全身;二是向四周布散到其他脏腑、四肢百骸,即《素问·玉机真脏论》所谓"脾为孤脏,中央土以灌四傍",《素问·厥论》所谓"脾主为胃行其津液者也"。脾的运化功能强健,称为"脾气健运",则能为化生精、气、血等提供充足的原料,脏腑、经络、四肢百骸及筋肉皮毛等组织就能得到充足的营养而发挥正常的生理功能。脾的运化功能减退,称为"脾失健运",则可影响食物消化和精微物质吸收及传输布散,而出现食欲不振,腹胀、便溏,以及倦怠、消瘦等精气血生化不足的病变。

运化水饮指脾能够将水饮化为津液,并将其吸收、转输到全身脏腑、四肢百骸的生理功能。水饮的吸收亦与胃、小肠和大肠的功能相关,但必须依赖脾的运化功能,才能完成。脾转输津液的途径有四:一是"脾气散精,上输于肺",通过肺气宣降输布全身;二是"以灌四傍",向四周布散,发挥滋养濡润脏腑、四肢百骸的作用;三是脏腑气化后多余的水液,在脾的运化作用下,经过三焦,下输膀胱,成为尿液生成之源;四是通过脾胃气机升降之枢纽作用,使全身津液随气之升降而上腾下达。脾在中焦,为水液运化调节的枢纽,脾气健运,津液化生充足,输布正常,脏腑形体官窍得养。脾失健运,或为津液生成不足而见津亏之证,或为津液输布障碍而见水湿痰饮等病理产物,甚至导致水肿。《素问·至真要大论》说:"诸湿肿满,皆属于脾。"临床治疗此类病证,一般采用健脾化痰、健脾燥湿和健脾利水之法。

运化谷食和运化水饮,是脾主运化的两个方面,两者是同时进行的。饮食物是人出生后所需营养的主要来源,是生成精、气血、津液的主要物质基础,而饮食物的消化及其精微的吸收、转输都由脾所主,脾气将饮食物化为水谷精微,为化生精、气、血、津液提供充足的原料，故称脾为"气血生化之源"；脾还能将水谷精微吸收并传输至全身，以营养五脏六腑、四肢百骸，为维持人体的生命活动提供物质基础，并能充养先天之精，促进人体的生长发育，故又称为"后天之本"。脾胃的运化功能正常，才能正常化生水谷精微、津液；气血生化有源，使皮肤得到充足的濡养，皮肤荣润，腠理致密，毫毛光泽。《太平圣惠方·治脾胃气虚弱肌体羸瘦诸方》云："脾胃者，水谷之精，化为气血，气血充盛，荣卫通疏，润养身形，荣于肌肉也。"因此，脾胃在皮肤的营养方面，起着至关重要的作用。

"脾主统血"，脾气具有统摄、控制血液正常运行于脉中而不外溢脉外的生理功能。《血证论·唾血》曰："脾能统血，则血自循经，而不妄动。"沈目南《金匮要略注·下血》："五脏六腑之血，全赖脾气统摄。"这就是说脾具有统摄血液，勿使外溢的作用。脾主统血的机制，其实就是气的固摄作用，与脾胃为气血生化之源密切相关。脾气健运，则气血生化充足，气的固摄有力，血液循行脉中而不外溢；脾气作为全身之气的一部分，气血充足，则脾气亦充盛。脾主统血功能正常，才能发挥血液的正常功能。血具有营养和滋润全身的生理功能。《难经·二十二难》说："血主濡之。"血的濡养作用，反映在面色、肌肉、皮肤、毛发、感觉和运动等方面。血液充盈，濡养功能正常，则面色红润，肌肉壮实，皮肤和毛发润泽，感觉灵敏，运动自如。如若血虚，或濡养功能减弱，则可出现脏腑功能低下，面色萎黄，肌肉瘦削，皮肤干涩，毛发不荣，肢体麻木或运动无力等。因此只有在脾主统血功能正常，血液发挥正常生理功能时，才能保证皮肤毛发的荣养，维持皮肤的正常功能[1]。

四、"脾、胃"功能与皮肤生理功能紧密联系

皮肤覆盖于人体表面，在抵御外邪、调节体温和津液代谢等方面起着重要的作用，与五脏六腑均有密切的联系。《灵枢·本脏》云"视其外应，以知其内脏，则知所病矣"，皮肤病虽见于外，但离不开体内脏腑气血阴阳失调。脾胃是脏腑生理功能的核心，与皮肤生理功能的正常运转存在密切的关系。

（一）"脾、胃"功能与"皮肤-营卫"生理

皮肤即中医之"皮毛"，中医学认为皮肤具有屏障功能的观点，最早可追溯到《黄帝内经》。《素问·调经论》曰："风雨之伤人也，先客于皮肤。"《素问·皮部论》曰："是故百病之始生也，必先于皮毛。"清代沈金鳌在《杂病源流犀烛·筋骨皮肉毛发病源流》将其总结为"皮也者，所以包涵肌肉，防卫筋骨者也"。《灵枢·小针解》曰"在门者，邪循正气之所出入也"，杨上善解释认为"门者，腠理也"，正如《医学衷中参西录·太阳病桂枝汤证》中说"皮毛之内有白膜一层名为腠理"，腠理作为皮毛的主要组成部分，是卫气循行的主要部位。同时腠理为津液运行出入的通道，津液沿腠理可以润肌肉，养皮肤。皮肤行卫通津的功能，与现

代皮肤组织结构及表皮通透屏障功能具有同一性。中医学认为，营气和卫气与皮肤发挥屏障功能密切相关。卫在古代有"围绕、保卫"之义，卫气源于中焦脾胃运化的水谷，循行于一身之表，卫气护卫肌表，掌控腠理开合，使皮肤正常代谢，抵御外邪。《灵枢·本脏》曰："卫气者，所以温分肉，充皮肤，肥腠理，司开阖者也……卫气和则分肉解利，皮肤调柔，腠理致密矣。"《灵枢·禁服》曰："审察卫气为百病母，调其虚实。"现代医学认为致密的上皮细胞具有机械屏障作用，可以阻止病原微生物的入侵，正如《伤寒论》所言"血弱气尽，腠理开，邪气因入"。此外，皮肤及其黏膜分泌抑菌物质（如皮脂腺分泌脂肪酸，汗腺分泌乳酸）构成的化学屏障及皮肤正常菌群构成的生物屏障，均可阻碍病原微生物的黏附与生长，与"卫气"抵御外邪功能如出一辙。而营气是卫气发挥屏障作用的物质基础，营虚则化血不足，卫外不固，皮肤无以为养。两者相辅相成，共同维持皮肤的屏障功能。卫气是运行于表皮部位的组织液，当邪气突破黏膜屏障进入皮肤浅层后，首先会接触卫气所主的黏膜组织液，其中分布于皮肤与间质间组织液中的树突状细胞是激活初始 T 细胞，发挥免疫作用的唯一抗原提呈细胞，其位置正是卫气所在的部位。此外，卫气主阳主动，机体内组织液的充分流动，对形成适应性免疫十分关键，卫气能调动皮肤屏障中免疫细胞因子以防御外邪，证实了中医与皮肤屏障之间存在关联的可能性[3]。

　　皮肤组织保水功能、含水量、皮肤弹性、皮肤表面脂膜含量等指标是其"濡润"与其功能发挥的物质基础，均能一定程度反映其生理病理情况。以含水量为例，皮肤角质层正常含水量为 20%～35%，当含水量低于 10%，可出现瘙痒症、银屑病、特应性皮炎等皮肤屏障功能减弱相关疾病，而外用保湿剂可增强通通屏障功能而治疗相关皮肤病。从以上组织结构及生理病理特性分析，可见皮肤组织"喜润恶燥"。营主濡养润泽，卫主温煦卫外，营阴充足则汗液生成有源，卫气温养肌肤、主司腠理开合，营卫调和则汗液排泄正常，共同维持皮肤组织新陈代谢。"营卫"是皮肤润泽的物质基础，脉络是营卫敷布的主要通道，正如《医学衷中参西录·太阳病桂枝汤证》记载"人之营卫皆在太阳部位……腠理之内遍布微丝血管即营也"。若因六淫侵袭、刺激性溶剂、过敏原、微生物、紫外线等因素刺激导致营阴濡养润泽、卫阳温煦卫外功能失职而致皮肤新陈代谢功能紊乱，则发为皮肤病。《外科正宗·瘰疬主治方》有言"气血不荣，皮肤枯槁"；《外科正宗·论病生死法第十》亦云"手足皮枯槁，血败生难保"。说明营卫的温煦濡养功能与罹患皮肤疾病有着直接联系，《注解伤寒论》记载"肤硬者，营血不濡也"，表明营阴不足易导致干燥、瘙痒、鳞屑、皲裂等营血不濡之皮肤病证。

　　而营卫与"脾、胃"功能联系紧密。《脾胃论·后序》曰："伤胃之元气，使营运之气减削，不能输精皮毛经络，故诸邪乘虚而入。"提示脾虚导致营气弱，不能濡养皮肤。《医学衷中参西录》中将营气与皮肤更加紧密联系在一起，提出"腠理之内遍布微丝血管即营也"，推断出营气可能存在于皮肤血管的超微结构中。《灵枢·师传》记载"脾者，主为卫，使之迎粮，视唇舌好恶，以知吉凶"。《黄帝内经灵枢注证发微·五癃津液别》有言"五脏六腑，心为之主……脾为之卫，肾为之主外"。脾胃功能可影响卫气功能，卫气功能亦可影响脾胃功能。《脾胃论·脾胃胜衰论》曰"夫饮食入胃，阳气上行，津液与气，入于心，贯于肺，充实皮毛，散于百脉"；《存存斋医话稿·卷一》曰"营卫非谷不能充，谷非营卫不能化"，说明卫气化生于水谷，在脾胃气化功能、皮肤润泽卫外中发挥重要作用。近年来，肠道微生态的研究日益受到关注，作为人体的"第二基因组"在机体代谢、免疫、营养、抗衰老等方面发挥重要功能，我国著名的微生物学者魏曦曾言："微生态学很可能成为打开中医奥秘大门的一把金钥匙。"针对中医藏象学说与肠道微生态的关联研究发现，脾胃功能正常发挥的基础是肠道微生态的平衡。同时研究表明，肠道微生态参与机体的免疫防御，不但能积极防御致病菌，还能促进免疫器官的发育，维持机体免疫系统的平衡。现代通过"卫气"与黏膜免疫、细胞免疫、免疫球蛋白等免疫相关研究表明卫气与机体免疫功能关系密切。多项研究表明，肠道菌群可通过调控机体免疫功能、抑制炎症反应等病理过程在皮肤病中发挥关键作用。结合中医皮肤与卫气之间的紧密关系，"脾主为卫""脾-免疫卫气""脾-肠道菌群-免疫-卫气""脾-肠道菌群-皮肤卫气"这些生理病理关联，均提示脾胃、皮肤、卫气间存在紧密的关联[4]。

（二）"脾、胃"功能与"肺主皮毛"生理

"皮毛"为一身之表，包括汗腺、皮肤与毫毛等组织，有分泌汗液、调节体温、调节水液代谢、调节呼吸和抵御外邪之功能，是人体抵抗外邪的屏障。肺主气，助心行血，通过其宣发作用，将来源于水谷精微的卫气敷布于体表，温养肌肤，润泽皮毛，司汗孔开合，护卫肌表，防御外邪。这能保证皮毛充分发挥其正常的生理功能，并防止外邪由表及里，内侵于肺，可见皮毛的功能是受肺气支配的。

《灵枢·本脏》云"卫气者，所以温分肉，充皮肤，肥腠理，司开阖者也"；又云"卫气和则分肉解利，皮肤调柔，腠理致密矣"。可见卫气有护肌表、御外邪、养皮毛等功能。肺主宣发，布散卫气以温养皮毛。卫气能够温养皮毛的基础是肺主气，助心行血。李中梓《内经知要·藏象》说："肺主气，气调则脏腑诸官听其节制，无所不治。"肺气发挥治节作用，调节气机、通调水道，发挥其各种生理功能。喻昌《医门法律·肺痈肺痿门》曰："人身之气，禀命于肺，肺气清肃，则周身之气莫不服从而顺行。"肺气布散卫气运行于体表，固护正气，抵御外邪。如肺气充足，则皮毛润泽，汗孔开合正常，机体不易受外邪的侵袭。《素问·经脉别论》说："食气入胃，浊气归心，淫精于脉，脉气流经，经气归于肺，肺朝百脉，输于皮毛，毛脉合精，行气于府。府精神明，留于四脏，气归于权衡。"指出肺宣发精气生养皮毛，"输精于皮毛"保证了皮毛发挥其正常的生理功能。《灵枢·经脉》曰："太阴者，行气温于皮毛者也。"提示肺通过宣发作用使卫气布散于周身，温

养皮毛。明代皇甫中《明医指掌·咳嗽论》所云："夫肺居至高之上，主持诸气……外主皮毛，司腠理开合，卫护一身，如天之覆物。"皮毛靠肺输气温养才能保持腠理功能正常，而腠理功能正常的生理意义是防御外邪的侵害，维持体温的恒定，调节汗液的排泄。由于肺主一身之气，卫气的宣发亦归肺所主，而宣发至肌肤之卫气又可以温分肉、充皮肤、肥腠理、司开合。所以通过卫气的宣发运行，亦加强了肺与皮毛之间的联系[5]。

五行理论中，脾与肺之间属母子关系，肺属金，脾属五行中的土，土生金，脾为肺之母，即肺为脾之子。在生理上，《医碥》详细地论述了脾与肺之间的母子相生，肺受脾之益的关系，其曰："饮食入胃，脾为运行其精英之气，虽曰周布诸脏，实先上输于肺，肺先受其益，是为脾土生肺金。肺受脾之益，则气愈旺，化水下降，泽及百体，是为肺金生肾水。"土生金，脾所化生的水谷精气，上传至肺，肺功能运行得以顺畅。经络理论中，脾肺经脉相联，《灵枢·经脉》："肺手太阴之脉，起于中焦下络大肠，还循胃口，上膈属肺。从肺系，横出腋下，下循臑内行少阴、心主之前，下肘中，循臂内上骨下廉，入寸口，上鱼，循鱼际，出大指之端。"十二条经脉中，独肺脉起源于中焦，脾位于中焦，可见肺与脾关系密切；肺为手太阴肺经，脾为足太阴脾经，两者同为阴脉，同气相求，同声相应[6]。

"肺主皮毛"，而脾肺联系甚密，因而补土不仅能补脾胃，同时亦能生金补肺气，使皮毛润泽，御邪于外。

第二节 补土理论与皮肤病理

《脾胃论·脾胃胜衰论》曰："百病皆由脾胃衰而生也。"指出脾胃虚衰是很多疾病产生的重要原因，皮肤疾病也不例外。《脾胃论·后序》曰："伤胃之元气，使营运之气减削，不能输精皮毛经络，故诸邪乘虚而入。"指出了脾胃虚衰导致疾病的机制。因此，脾胃功能失调与皮肤病理密切相关。

一、"脾、胃"功能失调与皮肤屏障病理

皮肤屏障是维持皮肤正常生理活动的基础，包括广义与狭义两层含义。广义的包括微生物屏障、免疫屏障、色素屏障等。狭义的通常指表皮，其中角质层的完整程度很大程度上决定了皮肤屏障的功能，包括紧密连接、丝聚蛋白代谢、天然保湿因子及各类细胞间脂质等。皮肤屏障被形象地称为"砖-墙"结构，是人体抵御外界侵袭的第一道屏障。皮肤屏障功能损伤是一大类皮肤病的病理基础，如银屑病、湿疹、特应性皮炎、痤疮、激素依赖性皮炎、黄褐斑、光老化等，都有角质层结构异常，皮肤含水量下降，经皮水分丢失增加等相关表现[7]。

脾具有主运化、主统血两大功能。脾为后天之本、气血生化之源，而脾主运

化功能是保持皮肤正常生理功能的核心，也是保护皮肤屏障功能的重要因素。脾主运化功能包括运化谷食和运化水饮两个方面。运化水谷，即脾具有消化饮食、化生、吸收和转输水谷精微的生理功能，从而使脏腑、经络、四肢百骸、筋肉皮毛等组织能得到充分的营养并发挥正常的生理功能，正如《医宗必读·肾为先天本脾为后天本论》所说"一有此身，必资谷气，谷入于胃，洒陈于六腑而气至，和调于五脏而血生，而人资之以为生者也，故曰后天之本在脾"。运化水液，是指脾有吸收、输布水液，防止水液在体内停滞的作用，人体摄入的水液需经过脾的吸收和转化以布散全身而发挥滋养、濡润的作用。若脾虚不运，则不能正常运化水谷与水液，从而不能将精微物质与水液输送到皮肤以滋润皮肤，从而会导致皮肤结构崩解，皮肤屏障因子缺乏，从而出现皮肤角化、萎缩、干燥等现象。

实验研究发现，在皮肤机械屏障功能障碍的小鼠模型基础上，加上脾虚模型干预，发现小鼠表皮的神经酰胺含量进一步降低，皮肤屏障功能破坏更严重，提示脾虚证可能与引起皮肤屏障功能破坏的一系列疾病相关。已有研究发现，肠道菌群可能是中医脾与皮肤屏障之间的桥梁。多项针对中医脾虚与皮肤屏障的研究均发现研究对象存在肠道菌群失稳的情况。有研究发现，厚壁菌门肠道内梭状芽孢杆菌第IV簇、第XIVa簇和第XIV簇的特异性细菌增加是导致中医脾虚的主要原因。厚壁菌门作为肠道中最常见菌群，可将饮食中不易消化的碳水化合物发酵成短链脂肪酸（SCFA），而 SCFA 中丁酸盐是一种可产生细菌、促进紧密连接、增强屏障功能的物质，同时可促进调节性 T 细胞（Treg cell）分化，抑制炎症反应。Treg 细胞在维持皮肤免疫稳态方面的重要作用已在小鼠和人类中得到证实。另一项研究表明，通过摄入益生菌混合物和丁酸盐可促进 Th1 和 Treg 细胞的分化，减轻 Th1/Th2 细胞失衡；并且可通过增加梭状芽孢杆菌第IV簇和第XIVa簇的细菌诱导 Treg 细胞，增加血液中白细胞介素（IL）-10 的水平，修复特应性皮炎（AD）的皮肤屏障功能[3]。

二、"脾、胃"功能失调与皮肤衰老病理

皮肤衰老作为机体衰老的外在表象，一般分为自然老化和光老化。自然老化多表现为细小皱纹，皮肤松弛、干燥和粗糙；光老化表现为弹性丧失、皱纹粗深、皮革样外观，常伴有色素沉着。中医学认为机体衰老的机制主要有阴阳失调、脏腑虚衰、精气衰竭，而皮肤衰老与中土脾胃功能关系密切。

《灵枢·天年》曰："七十岁，脾气虚，皮肤枯。"指出随年龄增长，脾气渐衰，皮肤亦逐渐衰老。中土脾胃功能与皮肤衰老的关系主要体现在以下四个方面。

（一）脾主运化气血

《灵枢·邪气脏腑病形》曰："诸阳之会，皆在于面……十二经脉，三百六十五络，其血气皆上注于面而走空窍。"《素问·上古天真论》曰："五七，阳明脉衰，

面始焦，发始堕。六七，三阳脉衰于上，面皆焦，发始白。"阳明为多气多血之经，泛指脾胃而言。所以，阳明脉衰，也就是脾胃虚衰。若脾胃虚弱，气血化生不足，脏腑组织功能受损，无以荣养皮毛，外邪乘虚从皮毛入而致病。脾胃健旺，水谷精微化源充足，精气充盛，脏腑功能强盛，则形健神旺，面色红润；若脾胃衰老化源不足，则五脏无以养，气血日衰，脏腑虚损，导致衰老，皱纹横生；另外，脾胃衰弱，则痰浊瘀血内生，加速衰老而面色晦暗。

（二）脾主运化津液

人体脏腑器官、营卫经络、形体官窍、肌肤荣养，无不仰仗脾胃。元气之滋养全在脾胃，五脏六腑皆受气于胃。《素问·玉机真脏论》曰："五脏者，皆禀气于胃。胃者，五脏之本也。"《灵枢·五味》曰："胃者，五脏六腑之海也，水谷皆入于胃，五脏六腑皆禀气于胃。"总之，机体生命活动的维持和气血津液的生化，都赖于脾胃运化的水谷精微。脾胃功能正常，才可以化生精微以"灌溉四方"，使肌肉皮肤得到充分的营养，面部才会容光焕发，润泽如玉。若脾虚，则不能将食物转化为精微物质，人会出现精神萎靡，面色萎黄，或面如土色，晦暗无华，久之则皮肤干燥粗糙，皱纹横生。

（三）脾主气机升降

明代李时珍力倡"脾乃元气之母"，他在《本草纲目》中指出"土者万物之母，母得其养，则水火既济，木金交合，而诸邪自去，百病不生"。即脾胃健旺，元气充沛，营卫不受戕害。后天无伤，气机升降有序，气血化源充足，则机体衰老减缓，寿命自可延年。若脾不升清，胃不降浊，气机逆乱，则水谷精微等营养物质不能上输于心、肺、头目，滋养头面皮肤，则会加速皮肤衰老。

（四）脾者肉之本

脾主肌肉，脾虚时肌肉的弹性、韧性会有所降低，因此皱纹的产生是不可避免的。正如汉代华佗《华氏中藏经·论肉痹第三十六》中云："肉痹者，饮食不节，膏粱肥美之所为也。脾者肉之本。脾气已失，则肉不荣，肉不荣则肌肤不滑泽；肌肉不滑泽，则腠理疏，则风寒暑湿之邪易为入。"即指脾气健旺，则脏腑肌肤得到濡养，气血得以补益，肌肤润泽；反之，脾失于健运会导致气血乏源，脏腑功能低下，出现面无光泽，目无色彩，毛发枯干、皱纹粗深等表现[8]。

第三章 补土流派与皮肤疾病的治疗

第一节 湿 疹

湿疹（eczema）是由多种内外因素引起的真皮浅层及表皮炎症。病因复杂，一般认为与变态反应有关。临床上急性期皮损以丘疱疹为主，有渗出倾向；慢性期以苔藓样变为主，易反复发作[9]。

中医古籍文献中无湿疹病名，但有很多关于湿疹的记载，根据其临床特征，将其归于"浸淫疮""湿疮"范畴，又据其发病部位不同而名称各异。如生于耳后的称为"旋耳疮"，生于小腿的叫"臁疮"，生于肘窝或腘窝部的叫"四弯风"，生于阴囊的叫"绣球风"等名称。

对于其症状的描述，《备急千金要方·卷二十二》言："浸淫疮者，浅搔之蔓延长不止，初如疥，搔之转生汁相连者是也。"意为浸淫疮表现为瘙痒、搔抓后出现皮疹，伴有流水渗液。

一、病因病机

病因病机方面，《医宗金鉴·外科心法要诀》认为湿疹的病机是"由湿热内搏，滞于肤腠，外为风乘，不得宣通"，由于饮食不节，嗜酒或过食煎炸燥热之品，损伤脾胃，脾胃失运，则易内生湿热，又兼外风侵袭，内外邪气相搏，风、湿、热三邪滞于皮肤所致。总的来说，湿疹由风、湿、热三气夹杂，相搏于肌肤而成。

但更具体地讲，湿疹以脾虚湿蕴为根本病机。《外科精义·论阴疮》言："盖湿疮者，由肾经虚弱，风湿相搏，邪气乘之，搔痒成疮，浸淫汗出，状如疥疮者是也。"谈及其病因病机，总不离一"湿"字，而形成湿邪的最根本原因，仍是脾胃中土虚弱，无力运化水湿。湿性缠绵，蕴阻中焦，难以祛除，久滞化热，湿热相搏，兼外风侵袭，三邪相合，更使病情难以痊愈。

现代研究认为，湿疹的发生与幽门螺杆菌感染有关[10]，从现代医学的角度而言，也为补土法治疗湿疹提供了佐证。

二、治疗

目前对于湿疹的治疗，多以疏风、清热、除湿、润燥为主[11]，再根据不同临床症状，佐以相应的药物加减，虽然湿疹临床表现也可为燥热、血瘀之象，如皮损肥厚粗糙，颜色暗淡，干燥瘙痒，或肌肤甲错，但不能过用苦寒峻猛药物，否则损伤中土，更无力运化水湿，得不偿失。

在湿疹的发病、发展过程中，往往会产生风、热、瘀、燥等多种病理因素，《脾胃论·脾胃损在调饮食适寒温》有言"若风、寒、暑、湿、燥，一气偏胜，亦能伤脾损胃"，故补土以化湿邪的基础上，再兼顾其他病邪，以达到多元化治疗的目的。

治病需求本，湿邪蕴阻，会影响脾的运化而加重湿邪阻滞；反之，脾虚运化水湿无力生湿，又导致湿邪的入侵，故需要抓住脾虚湿蕴的治疗核心，以健脾除湿为根本治法，才能够给湿疹的治疗建立更加系统的诊疗思路。

健运脾土，祛除湿邪。湿邪为患，四季均可发病，还易与其他病邪相合，这也是湿疹临床上出现不同证型的原因，故补土思想对于湿疹的发生、发展、预后都起着指导性的作用。

第二节 特应性皮炎

特应性皮炎（atopic dermatitis，AD）是一种慢性、复发性、炎症性皮肤病，其特点是皮肤干燥、湿疹样皮疹，伴剧烈瘙痒，反复发作，患者本人或家族中常有明显的"特应性"。

特应性皮炎属于中医学"奶癣""四弯风""胎瘀疮"等范畴。

一、病因病机

湿邪是特应性皮炎发生的重要因素，而脾主运化水湿，湿邪的产生多与脾虚不运有关。《素问·至真要大论》曰："诸湿肿满，皆属于脾。"又湿性缠绵黏滞，特应性皮炎患者由于脾虚水湿不化，故临床表现为皮肤糜烂渗出、反复发作、瘙痒无度，祖国医学很早就认识到本病与脾虚有关。《普济方·婴孩诸疮肿毒门》曰："夫小儿体有风热，脾肺不利，或湿邪搏于皮肤，壅滞血气，皮肤顽厚，则变诸癣。或长或圆，渐渐长大，得寒则稍减，暖则痒闷，搔之即黄汁出，又或在面上，皮如甲错干燥，谓之奶癣。"《幼科概论·论脾湿》有云："湿由脾气虚弱，不能运化以行水，水性凝滞不动，日久腐化，转侵脾土，以成种种湿症之象也。其症象面色暗白，皮肤粗糙不润……四肢身体面部等处，生有癣及湿疮，是脾湿外出，湿气散化象。"《疡科捷径·四弯风》曰："四弯风，岁腿弯生，淫痒滋延似癣形。外受风邪兼湿热。"指出四弯风乃由内有湿热，外感风邪而致。由上可见特应性皮炎的发病与脾、肺两脏密切相关。肺气虚则卫外不固，易感风、湿、热，脾气虚水湿运化失健，湿浊内生化热，内外合邪，构成小儿特应性皮炎发病本虚标实的病性。

现代大多医家认为脾虚贯穿在整个疾病的发展过程中，脾虚不足是本，乃本病病因，风、湿、热诸邪困阻皮肤，肌肤失养，腠理闭塞是标，乃本病结果。因此在治疗本病的过程中，无论对于哪一个阶段、哪一个证型都要注意健脾调胃。临床上患者有时可无明显脾虚证候，但根据其发病过程及临床表现，脾虚本质仍潜在。日本医家中岛氏也认为，本病是在脾运不足、表卫失调的体质因素基础上，以脾失健运或升降失调为主要病机。无论如何分型治疗，健脾运湿法应始终贯穿其中。常用方剂有四君子汤、参苓白术散、平胃散等，常用药物包括党参、太子参、白术、薏米、茯苓、山楂、怀山药等。

二、治疗

（一）健脾消导法

小儿正处在生长发育阶段，脾胃功能还不健全。饮食因素对于小儿脾胃功能有重要影响，后天饮食失调，过食生冷，暴饮暴食等因素均可导致食滞胃热，进而加重脾胃功能的下降。根据"脾欲缓，急食甘以缓之，脾苦湿，急食苦以燥之"的理论，采用健脾消导治疗为主，同时以清热除湿祛风药治其标，标本兼施。湿热型多见于婴儿期，辨证为脾胃积滞，湿热蕴蒸，治宜清脾消导，清热除湿。药用生白术、生枳壳、生薏米、焦槟榔、炒莱菔子、马齿苋、白鲜皮、冬瓜皮。脾虚型多见于儿童期，证属脾虚湿滞、肌肤失养，治宜健脾消导祛湿、养血润肤止痒。药用炒白术、炒枳壳、炒薏米、炒莱菔子、厚朴、白鲜皮、首乌藤、当归、苦参、赤芍、白芍、生地黄。小儿脾胃薄弱，加之现代儿童饮食一般过多、过杂，故健脾消导各型均可应用，且贯彻始终，并应以药味少、分量轻之中药煎汤内服，如参苓白术散、四君子汤加减，常用药物有茯苓、白术、布渣叶、薏米、焦三仙、焦槟榔等。

（二）培土清心法

《疡科心得集·辨诸疮总论》记载"诸痛痒疮，皆属于心；诸湿肿满，皆属于脾。心主血，脾主肉，血热而肉湿，湿热相合，浸淫不休，溃败肌肤，而诸疮生矣"。患儿先天禀赋不耐，脾胃虚弱，则肌肤失养，干燥不润；小儿"心常有余"，心火炎上，与湿邪搏结，蕴结肌肤，则疮疹发作，瘙痒不休。特应性皮炎发作期特点通常表现为皮损偏红、渗液，伴瘙痒剧烈、烦躁失眠，舌尖红，脉偏数，此乃心火亢盛，外泄肌肤，内扰神明之征；缓解期患者常常表现为皮疹不鲜、胃纳呆，舌质偏淡，脉濡，为脾胃虚弱之征；病情反复发作日久，表现为皮损色暗、干燥，部分肥厚、苔藓化，此乃病程日久，脾胃虚弱，化源不足，心脾两虚，肌肤失养而致。心火与脾虚关系密切。一是心和脾两者在生理上属母子关系，心为脾之母，脾为心之子，心藏神主血脉，赖脾胃运化水谷精微而化生，而脾胃运化之气又需心血濡养，心神主宰；二是脾脏与心脏经脉相通，《灵枢·经脉》说"脾足太阴之脉……其支者，别上膈，注心中""足阳明胃经……属胃，散之脾，上通于心"。心脾在生理上的密切联系必然决定其病理上的互相影响，正如李东垣在《脾胃论·饮食劳倦所伤始为热中论》中指出"既脾胃气衰，元气不足，而心火独盛……火与元气不两立，一胜则一负"。在特应性皮炎的病程中，心火脾虚交织互见，虚实错杂。心脾两脏在 AD 的发病过程中处于首要地位，在发作期与缓解期两脏相互交替起主导作用的同时，母病及子，子病传母，形成恶性循环。阴血不足，肌肤失养，病程日久反复，心火耗伤元气，脾虚气血生化乏源，或湿热耗气伤津，致阴血不足，肌肤失去濡养。"清心培土法"治疗特应性皮炎正是基于上述"心脾偏胜理论"而提出的基本治法，清心的目的贵在培土，清心培土方由太子参、生地黄、灯心草、怀山药、甘草等组成，立方用药既有四君子汤之中正平和、健脾培土之义，又有导赤散之清心导赤、泄邪从下之功。全方紧扣病机，轻灵平正，清而不伤正，养而不留邪，共奏清心培土，祛风止痒之功。

（三）补火生土法

《外科正宗·奶癣》曰："奶癣，因儿在胎中，母食五辛，父餐炙煿，遗热与儿，生后头面遍身发为奶癣。"《医宗金鉴·外科心法要诀·胎疮》曰："此证生婴儿头顶，或生眉端，又名奶癣。痒起白屑，形如癣疥，由胎中血热，落草受风缠绵，此系干癣。"以上论述均明确提出，奶癣发生是胎中遗热（即禀赋不耐）所致。肾为先天之本，因此肾虚是特应性皮炎发病的重要因素之一。此外，本病因后天饮食不节，损伤脾胃，病久可及肾，导致脾肾不足，复感风湿热邪，郁阻肌肤，气血生化乏源，血燥津亏，肌肤失于濡养而致。肾为先天之本，脾胃为后天气血生化之源，既有先天不足，又有后天脾虚湿盛，气血亏虚，相互作用，加重本病的发生发展。

在临床上，成年患者在慢性期常表现为皮疹日久，疹色暗淡，干燥脱屑，面色苍白，眼圈发黑，四肢不温，或兼有哮喘，或伴有耳鸣、腰酸等症，舌胖淡，苔白，脉沉细或沉弱，此皆为肾虚之征。因此，在临床治疗过程中（尤其是慢性期），健脾的同时常常佐以补肾之药，健脾祛湿选用薏苡仁、白术、茯苓、山药等，补肾常选用如肉苁蓉、巴戟天、淫羊藿等药物，取其补火生土之意，以善其本。

（四）培土生金法

特应性皮炎患者皮肤屏障功能破坏，80%～90%的患者皮肤干燥，呈泛发性、持续性。《素问·经脉别论》曰："饮入于胃，游溢精气，上输于脾，脾气散精，上归于肺，通调入道，下输膀胱，水精四布，五经并行，合于四时五脏阴阳，揆度以为常也。"皮肤的濡养，除了脾的功能外，和肺的功能密切相关。陈士铎《石室秘录·正医法》云："治肺之法，正治甚难，当转治以脾。脾气有养，则土自生金。"脾为肺之母，虚则补其母，除了补脾的药物之外，配合兼顾脾胃之药来培土生金，如北沙参、百合等药，其中北沙参归肺、胃经，补肺胃之阴；百合归肺、心、胃经，具有养阴润肺，清心安神等多重功效。

综上，脾虚贯穿在特应性皮炎整个疾病的发展过程中，脾虚不足是本，补土法不仅贯穿于此病治疗始终，健脾消导法、培土清心法、补火生土法中的消导、清心、补火等法亦是为恢复中土的功能而设。

第三节 荨 麻 疹

荨麻疹是一种临床常见的皮肤黏膜过敏性疾病，临床表现为突然发生的、大小不等的局限性水肿性风疹块，发无定处，时隐时现，消退无痕迹，但反复发作，可迁延数日至数月，伴剧烈瘙痒。严重者可伴有发热、腹痛、腹泻、气促等症状。属中医学"瘾疹""鬼风疙瘩""风疹块"的范畴，最早记载于《素问·四时刺逆从论》，其书曰："少阴有余，病皮痹隐疹。"

中医学认为荨麻疹的发病主要由于先天禀赋不足，卫外不固，或风、寒、湿、热之邪客于肌表，营卫失调；或饮食不节（洁），脾胃蕴湿酿热，郁于皮肤腠理；或病久气血耗伤，冲任失调，生风生燥。《三因极一病证方论·瘾疹证治》曰："世医论瘾疹……内则察其脏腑虚实，外则分寒暑风湿，随证调之，无不愈。"清代吴谦在《医宗金鉴》中称："此证俗名鬼风疙瘩，由汗出受风，或露卧乘凉，风邪多中表虚之人。"可见荨麻疹的病机总的来说不外先天禀赋不足，脏腑气血亏损，内外合邪侵扰所致。其病位在肌肤，在外为六淫邪气所致，在内与肺、脾、肝、肾诸脏相关，其中，中土脾胃对荨麻疹的发病有着重要影响，元代朱震亨《丹溪心法·斑疹》言："瘾疹多属脾，隐隐然在皮肤之间，故言瘾疹也。"

一、病因病机

（一）脾虚正气不足是瘾疹发病的根本原因

中医学认为，外感六淫邪气是瘾疹的主要致病因素，尤以风邪为首，易合他邪，袭人之所虚，致痒起疹。如隋代《诸病源候论·小儿杂病·风瘙隐疹候》所言："小儿因汗，解脱衣裳，风入腠理，与血气相搏，结聚起，相连成隐疹。"荨麻疹骤起骤消，来去急速的特点也恰合风邪致病的特性。然"邪之所凑，其气必虚""正气存内，邪不可干"。《备急千金要方·瘾疹》曰："《素问》云：风邪客于肌中则肌虚，真气发散又被寒搏，皮肤外发腠理开毫毛，淫气妄行之则为痒也。所以有风疹瘙痒，皆由于此。"《外台秘要·风瘙瘾疹生疮方六首》曰："人皮肤虚，为风邪所折，则起瘾疹。"《外科枢要·赤白游风》云："赤白游风属脾肺气虚，腠理不密，风热相搏。"可见"肌虚""皮肤虚""气虚""腠理不密"是外邪侵袭而发瘾疹的必备条件。肺主皮毛，脾主肌肉四肢，皮肤腠理的固密与否，全赖机体气血的濡养和气机的宣降运化功能正常，其中脾为后天之本、气血生化之源，脾气充足，则精微上输于肺，濡养皮毛，使不受邪；脾虚则土不生金，腠理不得充实，易受外邪侵扰。正如《脾胃论》云"脾受胃禀，乃能熏蒸腐熟五谷者也。胃者，十二经之源，水谷之海也……五脏禀受气于六腑，六腑受气于胃……胃气和平，荣气上升……五脏之气，各受一腑之化，乃能滋养皮肤、血脉、筋骨""若胃气一虚，脾无所禀受，则四脏经络皆病。况脾全借胃土平和，则有所受而生荣，周身四脏皆旺，十二神守职，皮毛固密，筋骨柔和，九窍通利，外邪不能侮也"。可见中土脾胃虚损、正气不足是瘾疹发病的根本原因，因脾胃功能不足，机体气血生化乏源，在内不能输布荣养周身，在外不能卫外御邪，故风、寒、暑、湿、燥、火等外邪乘虚而入致患瘾疹。

（二）脾胃受损是瘾疹诱发加重的重要因素

瘾疹患者临床常因饮食不当，不慎食用鱼腥海鲜或过食高脂厚味等而发病，并常伴见纳差、腹痛、腹泻、恶心、呕吐等胃肠道症状，这提示本病的发生与脾胃功能失常有关。如《证治要诀·发丹》言："有人一生不可食鸡肉及獐鱼动风之物，才食则丹随发，以此见得系是脾风。"顾世澄亦指出"阳明胃与大肠之风热亢盛已极，内不得疏泄，外不得透达，怫郁于皮毛腠理之间，轻则为疹，重则为斑"。脾者仓廪之官，主运化，食入某些食物后，若禀赋不耐，则胃虽受之但脾难于腐熟运化，遂化生湿热、作痰动风，致风团发作；若脾胃运化水湿功能受损，则使水湿内停，湿浊之邪泛溢肌肤，卫因湿阻而不能出阴行于阳而失固卫肌表之职，营卫运行失畅，风邪乘虚而袭，故风团多发；若饮食偏嗜辛辣肥甘，会导致脾胃湿热，湿热内结，郁扰营阴，热随营阴携卫阳行于体表，两阳相加腠理开泄，风邪乘虚来袭，则风团亦多发。当前瘾疹的发病率日益增高，亦与现代社会这种快节奏的生活和饮食习惯改变有关。由于生活条件改善，嗜食膏粱厚味、鱼腥海鲜、炙烤辛辣，或寒凉之物的人群增多，脾胃受损，不能运化水谷或水湿，致湿浊内生，蕴久化热，湿邪或湿热流注肌肤，或与风合，阻滞营卫，肌肤失养，致瘾疹发病增多。

二、治疗

瘾疹的发病与环境、饮食等变应原接触密切相关。《灵枢·百病始生》曰："风雨寒热，不得虚，邪不能独伤人。"这说明机体若正气充足，虚邪之风就难以使人发病，强调了正气在预防疾病中的重要性。脾为"后天之本、气血生化之源"，人体脾若健旺，气血生化充足，正气不虚，外界的致病因子则难以侵袭机体。因此治疗过程中尤其重视调脾补脾，不论是辨证治疗还是日常生活，都需时时顾护脾胃。《疡医大全·癫癣部·瘟疹门主论》云："风湿郁于肠胃，风热逆于肌表，伤于血分……俱令瘙痒无度，一日三现三隐，俗名风绺疹，即此是也。第一宜忌香油，荤鲜，面食，并戒酸咸。倘不知禁戒，轻则成疮，甚则不时举发，致成终身之累。"可见，古人很早就认识到通过调理脾胃来预防瘟疹复发。

人体是一个有机的整体，五脏相关，气血相连，从脾论治瘟疹并不代表瘟疹与其他脏腑无关，每一脏腑的功能失调都会影响到脾脏，因此健脾调脾的同时也必须兼顾其他脏腑。脾为"肺之母"，肺主皮毛，肺脾气虚，卫外不固，风邪夹杂寒、热、湿等邪气乘虚而入，稽留于肌肤腠理之间，游走于营卫脉络之中，导致营卫不和，发为本病，治疗应当补脾益肺，固表御风；肝主疏泄，肝气犯脾，脾虚不运，气血化生不足，致肝血生化乏源，日久可化火伤阴，阴血不能濡养肌肤，两者相互影响，致瘟疹发作，治当疏肝调脾；心主血脉、神志，脾统血摄血，心气不足、脾虚不摄，或心神失养、心火偏亢均能引起肌肤瘙痒起疹，反复不愈，治当清心健脾或补脾益心；瘟疹患者往往夜间好发，入夜为阴盛阳虚之时，肾主一身之阳气，肾阳之气亏虚无以制阴，或肾中阴液亏虚无以制阳，则诱发瘟疹夜间加重，治当补肾健脾。脾主运化水谷，脾虚易生湿、感湿、伤食、蕴热，气血生化不足，又可致阴精匮乏……因此，补脾的同时也应根据具体情况注意祛湿、消食、清热、滋阴等，健脾之功才能事半功倍。

综上所述，中土脾胃对瘟疹的发病有着重要影响，正气不足、脾胃虚损是瘟疹发病的根本原因，因脾胃功能不足，机体气血生化乏源，在内不能输布荣养周身，在外不能卫外御邪，故风、寒、暑、湿、燥、火等外邪乘虚而入致患瘟疹。调理脾胃是瘟疹治疗的重要法则，日常饮食要注意时时护脾、避免损伤；调脾健脾当兼顾五脏，可补脾益肺、疏肝调脾、清心健脾、补脾益心、补肾健脾等；补脾的同时应根据具体情况注意祛湿、消食、清热、滋阴等。

第四节 带状疱疹

带状疱疹是指身体一侧皮肤上出现红斑簇状水疱并伴有神经痛的病毒性皮肤病，属于皮肤科常见病、多发病。本病皮疹多沿某一周围神经分布，好发于肋间神经部位、三叉神经、颈部神经、腰骶神经等。现代医学认为本病是由水痘-带状疱疹病毒引起的，隐性感染或水痘痊愈后，病毒继续潜伏在脊神经后根和颅神经感觉神经节细胞内，当宿主的细胞免疫功能减退时，如处于月经期、身患某些传染病（如感冒）或恶性肿瘤（白血病、淋巴瘤）等，病毒被激活即引起带状疱疹（复发性感染），受侵犯的神经节发炎及坏死，产生神经痛。病毒沿着周围神经纤维移至皮肤而发生节段性水疱疹。本病可获终身免疫，偶有复发。

带状疱疹在中医中的病名包括"蛇串疮""缠腰火丹""蜘蛛疮"等。

一、病因病机

中医古籍中，各医家对带状疱疹的命名主要根据其形态，同时也提出了对本病的病因病机的认识。本病初期阶段为红斑水疱，多从湿毒火毒论治。中国古医籍对带状疱疹的病因病机认识也是一个逐渐发展的过程。《素问·至真要大论》云："诸痛痒疮，皆属于心。"心主神明，肝主疏泄，情志内伤、心肝气郁化热，热郁久而化火，火热溢于肌表，流窜经络而发生带状疱疹；发展至明清两代，中医古籍对于带状疱疹皮损的描述已比较成熟；对于急性发作期，古籍中较常见的是对于火毒的描述，尤其是定位于心肾不交，肝火炽盛，且强调湿毒化热化火。如《证治准绳·疡医·痈疽·腰部·缠腰火丹》云："绕腰生疮，累累如珠何如？曰：是名火带疮，亦名缠腰火丹。由心肾不交，肝火内炽，流入膀胱，缠于带脉，故如束带。急服内疏黄连汤。壮实者，一粒金丹下之。活命饮加芩、连、黄柏，外用清热解毒药敷之。此证若不早治，缠腰已遍，则毒由脐入，膨胀不食而死。"此处强调了本病发病是由于肝火，火毒炽盛，治疗必须清热解毒。

到了清代，医家对本病的认识更为全面。除了认识到火毒湿邪，也认识到与本病发生密切相关的湿邪可分为外湿和内湿。外湿乃外感湿热毒邪所致，而内湿则因脾失健运而生，脾湿蕴结而化热，湿热外发肌肤，再感湿热邪毒，使肺的宣发、肃降、治节功能紊乱，致水液循经络闭聚于肌表，则见水疱累累如珠；湿邪郁积化热，阻于经络肌肤而引起成簇水疱、疼痛灼热。《医宗金鉴·外科心法要诀·腰部·缠腰火丹》云："缠腰火丹蛇串名，干湿红黄似珠形，肝心脾肺风湿热，缠腰已遍不能生。此证俗名蛇串疮，有干湿不同，红黄之异，皆如累累珠形。干者色红赤，形如云片，上起风粟，作痒发热。此属肝心二经风火，治宜龙胆泻肝汤；湿者色黄白，水疱大小不等，作烂流水，较干者多疼，此属脾肺二经湿热，治宜除湿胃苓汤。若腰肋生之，系肝火妄动，宜服柴胡清肝汤治之。"《外科正宗·杂疮毒门·火丹》云："湿者色多黄白，大小不等，流水作烂，又且多疼，此属脾、肺二经湿热，宜清肺、泻脾、除湿胃苓汤是也。"

疾病后期，邪毒渐去，经络受损，血行不畅，气滞血瘀，以致痛如针刺，入夜尤甚，日久不止。因此，疾病后期宜行气活血，祛邪止痛，古籍中亦有此类描述。《临证一得方·上下身内痈部·缠腰火丹》云："缠腰火丹，已经泡溃，延漫未止，加之忍痛，气滞脉络不舒，清蕴兼理气。淡黄芩、元参、草郁金、制香附、全蒌皮、桑白皮、白芷、金银花、六一散、左秦艽。"

综上，结合古今现代医家的观点，中医学多认为蛇串疮病因是由于情志内伤、饮食失调、肝胆不和、气滞湿郁，化热化火，湿热火毒郁阻经络，外攻皮肤所致。本病病机初起多为湿热困阻，中期多为湿毒火盛，后期多为火热伤阴、气滞血瘀或脾虚湿阻，余毒不清。尽管带状疱疹的病机以"湿毒"为主，然而，在疾病的中后期，"湿毒"的治疗与中土脾胃关系密切，因而在疾病的中后期，对于"内湿"

为主的带状疱疹，当以"补土"理论进行指导治疗，补益中土、扶正祛邪以消退皮损，以促进机体免疫功能恢复。

二、治疗

适用于补土理论的带状疱疹患者人群，一是"湿毒"以内湿为主的。经云："脾主湿""脾为生痰之源"。比如患者尽管局部皮损见到红斑水疱，但舌质淡，苔白腻，便溏，或有口苦，疲倦等，多为平素脾不健运，导致内湿侵袭皮肤，发为皮疹。这部分患者治疗主要以补土理论为指导，以健运中焦，健脾祛湿为法，单纯的清热解毒利湿不能解决根本问题。二是中医药切入时期在疾病后期的。带状疱疹早期起病多以"肝胆湿热"为主要病机，以"肝经郁热"等实证为主要证型，而随着邪气渐去，正邪相争之势渐弱，到疾病后期，则容易出现肝气郁结，气滞血瘀，不通则痛，而导致皮损缓解但仍有疼痛症状。"木旺则克土"，大部分患者会出现疲倦、纳欠佳、腹胀、大便烂等症状。因此，后期治疗主要在于疏肝健脾，补土以扶正，协助祛邪。疏肝亦是补土治疗的一部分，唯有肝木得疏，脾气得以健运，才能使气机得以健运，而行气活血，疏通经络而减少"不通"的病理产物，从根本上缓解带状疱疹的"不通则痛"。

第五节 脓 疱 病

脓疱病是一种常见的由化脓性球菌引起的急性炎症性皮肤病，具有接触传染性，以皮肤出现丘疹、水疱或脓疱易破溃而结成脓痂为临床特征。根据临床表现不同，分为大疱性和非大疱性脓疱病两种类型。好发于儿童，可发于任何部位，但多以面部等暴露部位为主。本病属中医学的"黄水疮""滴脓疮""浸淫疮"范畴。《华佗神方·华佗外科神方·华佗治黄水疮神方》记载："黄水疮又名滴脓疮，言脓水所到之处，即成疮也。"

一、病因病机

中医学认为脓疱病是因为脾气虚弱，外加暑、湿、热诸邪，熏蒸肌肤而发病。

小儿体弱肤嫩，腠理不固，暑邪湿毒侵袭肌表，或素体脾气虚弱，运化功能失常，湿浊内生，发于肌肤而为病，加之夏秋季节，气候炎热，暑湿热邪郁于肌表，以致气机不畅，疏泄障碍，熏蒸皮肤而发。《外科正宗·杂疮毒门·黄水疮》云："黄水疮于头面、耳项，忽生黄色、破流脂水，顷刻沿开，多生痛痒。此因日晒风吹，暴感湿热，或因内餐湿热之物、风动火生者有之。"认为本病病因为外感、内伤之湿热。《医宗金鉴·外科心法要诀·发无定处（下）·黄水疮》云："黄水疮如粟米形，起时作痒破时疼，外因风邪内湿热，黄水浸淫更复生。"认为本病是因脾胃湿热，外感风邪所致。

二、治疗

《医宗金鉴·外科心法要诀·发无定处（下）·浸淫疮》云："浸淫疮发火湿风，黄水浸淫似疥形，蔓延成片痒不止，治疗宜清热并清风。"本病治疗重在健脾，佐以清热燥湿。总的来说，本病分虚实两端，实者风湿热蕴，治以疏风清热利湿，虚者脾虚湿盛，以健脾渗湿为法。本病临床单纯虚证或实证少见，多为本虚标实或虚实夹杂之证，治疗需分清标本虚实，急则治其标，缓则治其本，做到祛邪不伤正，扶正不留邪。

第六节　皮　肌　炎

皮肌炎（dermatomyositis，DM）是一种以红斑、水肿为皮损特点，伴有肌无力和肌肉炎症、变性的疾病，主要累及皮肤和血管，常伴有关节、心肌等多器官损害。本病可发生于各年龄段，儿童皮肌炎多于10岁以前发病，常伴钙质沉积，预后相对较好；成人皮肌炎以40～60岁多见，女性发病多于男性，女与男之比约为2∶1。

西医学认为本病的确切病因尚未完全明确，可能与自身免疫、感染、遗传等因素有关，部分患者合并恶性肿瘤，肿瘤得到有效治疗后，皮肌炎症状可缓解。从临床所见，劳累、中毒、日晒往往是本病发病的诱因。西医治疗皮肌炎的基本原则是早期足量使用糖皮质激素治疗，当病情稳定后用量可逐步递减。在激素治疗的同时可加用免疫抑制剂辅助治疗；当激素及免疫抑制剂治疗不佳时，可选用大剂量丙种球蛋白冲击治疗；对糖皮质激素和免疫抑制剂都无效的患者，可推荐血浆置换。

皮肌炎属于中医学"肌痹"范畴。

一、病因病机

本病在历代典籍中多有描述，早在《素问·长刺节论》记载，"病在肌肤，肌肤尽痛，名曰肌痹"。《诸病源候论·风病诸候上·风湿痹身体手足不随候》中曰："人腠理虚者，则由风湿气伤之，搏于血气，血气不行，则不宣，真邪相击，在于肌肉之间，故其肌肤尽痛。然诸阳之经，宣行阳气，通于身体，风湿之气客在肌肤，初始为痹。若伤诸阳之经，阳气行则迟缓，而机关弛纵，筋脉不收摄，故风湿痹而复身体手足不随也。"

中医学认为本病主因为先天禀赋不足，气血亏虚于内，复感风湿热邪，邪热交蒸肌肤而成。禀赋不足，湿浊困脾，脾气受损而肌肉无力；久病则阴阳气血失调，脏气受损。国医大师朱良春[12]认为本病发病概因先天禀赋不足或后天失养，气血两虚，外邪乘虚而袭。张志礼[13]认为脾虚为本病之本，脾虚湿困、病久及肾、气血两虚、气隔血聚、筋脉失其濡养而成痿证。陈学荣[14]将本病分为两期：发病早期为外感风、热、寒邪，与湿相并，发为热痹及脏腑痹；后期湿热之邪浸淫，营卫运行受阻，郁久生热，气血运行不畅，筋肉失养，成为痿证。

综上，皮肌炎的发病多以正虚为主，邪实为标，虚实夹杂导致病情反复发作，迁延难愈。本病以皮肤和肌肉的改变为主，肺主皮毛，脾主肌肉四肢，脾肺气虚，邪气乘虚而入，病邪停留于皮肤、肌肉而导致疾病的发生发展，日久累及于肾。因此，与肺、脾、肾三脏关系密切。《丹溪心法·中风》曰："若脾虚则不用也，经所谓土不及则卑陷……故脾病四肢不用。四肢皆禀气于胃，而不能至经，必因脾乃不得禀受也。"因此，本病虽涉及肺、脾、肾脏，其最根本均与脾虚不运有关，特别要注重脾的功能，需围绕中土脾胃论治。

二、治疗

皮肌炎急性期的病情属本虚标实，稳定期属虚中夹实。急性期患者中医辨证多为热毒炽盛，此时虽然表现为毒热之象，本质上还是本虚标实，即使对急症"急则治其标"，用清热解毒凉血药，同时也要注意益气护阴。先天真阴不足或后天久病，邪入于阴则痹，痹病日久肝肾不足，气血运行不畅，痹阻筋脉，可见肌肉关节疼痛；阴虚则阳亢，水不制火，虚火内炽，而致发热，颜面发暗红色皮疹。治疗以清热解毒、益气养阴为主，以银翘散、犀角地黄汤合秦艽汤为代表方。对于稳定期的患者，日久不愈可累及脾肾，脾主肌肉四肢，肾为作强之官，脾肾亏虚则肌肤不仁，肌肉软弱无力，四肢怠惰；气血亏虚，肌肉失养则萎缩、消瘦。治疗以扶正固本为主，调补脾肾，益气养血为主。补脾以四君子汤为主；补肾以六味地黄丸为代表方；益气养血以十全大补汤为代表方。

本病皮损表现为皮肤红斑，表象是热毒充斥皮肤，根源则是元气亏虚，阴火上炎。皮损往往与四肢肌肉疼痛无力并存，或者皮损先于肌肉症状出现，日久出现肌力下降。肌病是皮肌炎的核心症状，即使病变向深重发展，形体受损延及内脏，如发生呼吸衰竭，其主要矛盾仍然是呼吸肌肉损伤，导致呼吸无力，此乃肺脏的宣发肃降功能障碍，痰浊壅肺。脾主肌肉四肢，故脾胃受损，元气亏虚是皮肌炎的核心病机，治疗上始终不忘顾护脾胃，执中央以运四旁，生化气血以充养肌肤，运化水湿以祛湿，达到扶正祛邪的目的。邪热内伏，日久伤阴，又需注意清透热邪。

第七节 硬 皮 病

硬皮病是一种以皮肤和内脏胶原纤维进行性硬化为特征的结缔组织病。本病呈慢性经过，既可仅累及皮肤，也可同时累及内脏。本病好发于中青年，常发于20～50岁女性，男女之比为1：3～1：2。本病可分为局限性硬皮病和系统性硬皮病两型。前者局限于皮肤，后者除了皮肤硬化兼有系统内脏病变，早期组织增厚和硬化，晚期发生萎缩。本病病因不明，系统性硬皮病主要有自身免疫学说、血管学说和胶原合成异常学说，局限性硬皮病可能与外伤或感染有关。其发病机制的核心为各种病理途径激活了成纤维细胞，从而合成过多胶原，导致皮肤和内脏器官的纤维化。西医治疗以抗炎、抗硬化、扩血管、抗凝等为原则。

硬皮病属中医学"皮痹""脉痹"等范畴。

一、病因病机

早在《素问·痹论》记载："痹在于骨则重，在于脉则血凝而不流，在于筋则屈不伸，在于肉则不仁，在于皮则寒。"它以皮肤浮肿，继之皮肤变硬、萎缩为主要症状，属五体痹之一。《类证治裁·痹证》曰："诸痹……良由营卫先虚，腠理不密，风寒湿乘虚内袭。正气为邪所阻，不能宣行，因而留滞，气血凝涩，久而成痹。"《诸病源候论·风病诸候上·风痹候》曰："痹者……其状肌肉顽厚，或疼痛，由人体虚，腠理开，故受风邪也。"沈金鳌曰："麻木，风虚病，亦兼寒湿痰血病也……按之不知，掐之不觉，有如木之厚。"其所述与硬皮病症状非常相似。

中医学认为硬皮病主要因素体阳虚致营卫不固、腠理不密，寒湿之邪乘虚内袭；阳虚不能化寒燥湿，寒湿凝滞，使气滞血瘀、经络阻隔、肌肤脏腑痹塞不通而成。邓铁涛教授认为，本病先起于皮毛，后累及内脏，是从上损及于下损之证，五脏俱虚，从而形成多脏同病，多系统、多器官受损；病虽先见于皮毛和肺，但其本在脾肾。脾为肺之母，母病及子可影响及肺。肺主皮毛，肺气亏虚，失却"熏肤充身泽毛，若雾露之溉"的作用，故皮肤失去柔润，变硬如革，干燥、无汗；脾主肌肉、四肢，脾气亏虚，失其健运，气血生化乏源，饮食不能滋养肌肤，故肌肉萎缩而四肢活动困难。久病及肾，肾主骨生髓，肾虚则关节僵直、活动障碍。

二、治疗

硬皮病早期责之于肺、中期责之于脾、晚期责之于肾，早中期应及早进行治疗以防止疾病的进展和恶化。根据五脏相关学说，脾为中焦、气血生化之源、后天之本，脾在本病的发生和发展中占据重要地位。因此，补土法是贯穿本病治疗始终的主要治法。临床一般可分为肺脾亏虚和脾肾亏虚两个证型治疗。肺脾亏虚症见皮肤如革、干燥、萎缩，伴随疲倦乏力、体重减轻、纳差、便溏，舌淡胖嫩，边有齿印，苔薄白，脉细弱。脾肾亏虚可见面具脸、表情呆板、肌肉萎缩、呼吸无力、吞咽困难、关节僵直固定，伴随腰膝酸软、头晕耳鸣、手足冷、妇女闭经，舌淡嫩苔少，脉弱或细数。邓铁涛教授针对硬皮病肺脾肾亏损病机，在补肾的同时，强调健脾养肺之法。自拟软皮汤（六味地黄汤加味组成）加黄芪 30g、党参

30g 或太子参 30g、阿胶 10g、百合 30g 作为基本方以健脾补肺。

第八节　白塞综合征

白塞综合征又称口-眼-生殖器综合征，以反复发作的口、眼、生殖器和皮肤损害为特征的细小血管炎，也可出现多系统病变。主要为成年人发病，最常见于 30～40 岁。

本病病因不明，可能与遗传、感染、自身免疫等有关。发病机制主要是在各种致病因素的作用下出现免疫系统功能紊乱，包括细胞免疫和体液免疫失常。免疫系统针对自身器官组织产生反应，导致器官组织出现炎症。西医治疗本病主要是以免疫调节药或免疫抑制药为主，多数患者需要长期服药，包括糖皮质激素、甲氨蝶呤、秋水仙碱、沙利度胺、硫唑嘌呤、环磷酰胺、环孢素、吗替麦考酚酯和抗肿瘤坏死因子拮抗剂等。

白塞综合征属于中医学"狐惑病"范畴。

一、病因病机

隋代《诸病源候论·伤寒病诸候下·伤寒狐惑候》谓："初得状如伤寒，或因伤寒而变成斯病……此皆由湿毒气所为也。"元代《金匮玉函经二注》曰："狐惑病，谓虫蚀上下也……盖因湿热久停，蒸腐气血而成瘀浊，于是风化所腐为虫矣。"古籍中记载本病因湿热瘀浊而成。《金匮要略方论本义》又提出虚热说，曰："狐惑者，阴虚血热之病也。"

中医学认为本病的病因病机多为患者素体肝肾阴虚，阴虚火旺，加之外感毒邪或饮食劳倦内伤，脾胃受损，土不能伏火，火邪流窜，变证丛生。因心开窍于舌，脾开窍于口，脾经积热上蒸，则出现口唇舌溃疡。肝开窍于目，肝经湿热循经上越，故双目红赤不适。肝脾两经湿热下迫，则阴部红肿溃疡。本病初起时皮肤痛性结节性红斑，多发疖肿、脓疱，痛性黏膜溃疡，症状通常较剧烈，为湿热毒邪结聚于肝脾两经。反复发作，多见病情虚实夹杂，寒热并见。热证的机理来源于患者素体肝肾阴虚，阴虚则生内热；脾虚生湿，故可湿热内生；寒证的机理来源于久病阴损及阳，脾肾阳虚，寒湿不化，痹阻经络肌肤。加之正虚邪犯，外感湿热毒邪而缠绵难尽。故本病常见寒热虚实夹杂，内伤外邪合病。

二、治疗

本病以肝、脾、肾三脏功能失调为本，湿热蕴毒为标。初起多因劳倦内伤，饮食失节，脾胃受损，脾虚生湿，加之外感热毒之邪，表现为心脾积热，导致口腔溃疡。故早期多以清热解毒、健脾除湿为主，常用黄连解毒汤合参苓白术汤加减。久病多为脾肾阳虚，阴寒内盛，寒湿毒邪蕴阻，导致病情缠绵反复，故久病多以温阳补肾、健脾除湿为主，常用附子理中汤加减。缓解期则多表现为阴虚内热，易于出现五心烦热，关节酸痛，头痛头晕、消瘦疲乏等全身症状，并反复出现较轻微的皮损，经过休息和适当的治疗病情通常就可以得到缓解，本期的治疗多以滋阴补肾、养肝疏肝、健脾益气为主，常用六味地黄丸、一贯煎合四君子汤加减。

本病的发生发展过程中，首先湿热胶着难去；其次中土脾虚水湿不运，湿源不断；此外，阴虚内热又使热因难断，整个发病过程中正虚邪实，致使病情迁延难愈，治疗过程中非单纯的清热祛湿就能奏效，而在治疗过程中，祛邪的同时要兼顾健脾益气、养肝阴，以促进中焦转枢，特别应抓住"疮疡全赖调脾土"的治疗要点，培育脾土，兼清肝肾虚热，令气血渐充，从而达到扶正祛邪，邪去正安的目的。

第九节 神经性皮炎

神经性皮炎，又称慢性单纯性苔藓，是以阵发性剧痒和皮肤苔藓样病变为特征的慢性炎症性皮肤病。

神经性皮炎属于中医学"牛皮癣""摄领疮""顽癣"等范畴。

一、病因病机

历代医家对本病有诸多论述。《诸病源候论·疮病诸候·摄领疮候》曰："摄领疮，如癣之类，生于颈上，痒痛，衣领拂着即剧。云是衣领揩所作，故名摄领疮也。"强调了物理摩擦刺激是本病的重要发病因素。《外科正宗·杂疮毒门·顽癣》谓："牛皮癣如牛项之皮，顽硬且坚，抓之如朽木……此等总皆血燥风毒克于脾肺二经。"现代医家中，赵炳南认为："本病为脾经湿热，肺经风毒客于肌肤腠理之间，兼感风湿热毒所致；热盛则肌肤起瘰，风盛则明显瘙痒，湿性黏腻故时起时伏，缠绵不愈。"张志礼教授的认识则有两点："多因情志不遂，郁闷不舒，心火上炎，以致气血运行失调，凝滞于皮肤，日久耗血伤阴，血虚化燥生风；也有因脾蕴湿热，复感风邪，蕴阻肌肤而发病。"朱仁康教授则认为："本病以内因为主，由于心绪烦扰，七情内伤，内生心火而致。初起皮肤较红，瘙痒较剧，因心主血脉，心火亢盛，伏于营血，而产生血热。血热生风，风盛则燥，为血热风燥；病久皮损肥厚，纹理粗重，呈苔藓样变者，为久病伤血，风盛则燥，属血虚风燥。"陈彤云教授认为："顽癣的发病与情志、体质及外邪有关，易患顽癣之人多为精神工作紧张，肝郁化火或脾湿不运，复感风湿之邪而发病，时间日久易有血虚风燥。本病与精神、神经因素有关，与肝、脾关系最为密切。"

由上述可知，本病的发病因素虽与外因有关，但内因占据主导地位，七情内伤导致的气血失调为发病的根本因素。心藏神，焦虑、紧张等情绪波动首先伤及心神，出现失眠、多梦等症状；肝属木，喜条达，情志因素导致气机不畅，影响肝气疏泄，导致肝郁化火；脾为后天之本、营卫气血生化之源，"中焦受气取汁，变化而赤是为血"，肝气不舒，横逆克伐脾土，使中焦脾胃运化失调，气血生化乏源则无以养心血，血虚生风化燥；同时，"土壅则木郁"，中焦脾土的失调又可进一步加重肝郁的症状，三脏间相互影响，造成疾病反复发作，其中以脾胃的失养为关键的环节[15]。

二、治疗

本病初期皮疹偏红，瘙痒较剧，以肝郁化火、横逆克伐脾土为主，治以疏肝清热，宁神止痒，兼以健脾和胃为主。疏肝清热常用柴胡、郁金、白芍、丹皮等，宁神止痒常用钩藤、牡蛎、酸枣仁、白鲜皮；健脾常用茯苓、白术、山药。久病则因搔抓等刺激导致皮损肥厚，皮肤纹理加深，以血虚风燥、气血不能濡养肌肤的表现为主，治疗应养血润燥止痒，注重健运脾土，以使气血化生有源，疾病不易反复。养血润燥常选用鸡血藤、熟地黄、当归、麦冬、沙参等；健脾常用四君子汤，整个治疗过程中无论是清热，还是祛风、养阴，或是润燥都有利于脾升胃降功能的恢复，疾病向愈。

第十节 瘙 痒 症

瘙痒症是一种以皮肤瘙痒为主要症状而无明显原发性皮肤损害的疾病。临床表现以阵发性瘙痒为主，无原发皮损，反复搔抓可见抓痕、血痂、色素沉着和苔藓样变等继发性皮损，易反复发作，分为全身性瘙痒症及外阴、阴囊、肛门等局部瘙痒症两大类。

瘙痒症属于中医学"风瘙痒""痒风"范畴。

一、病因病机

瘙痒病的发生有内因和外因两方面。外因中又以风邪为主要因素，从其病名可见一斑。风为阳邪，善行而数变，故瘙痒呈阵发性且发作无定处。然而"邪之所凑，其气必虚""有诸内，必形诸外"，皮肤表面瘙痒的发生离不开人体内在脏腑、气血的失常。如《素问·至真要大论》曰："诸痛痒疮，皆属于心。"指出瘙痒的发生与"心"相关。《灵枢·刺节真邪》曰："虚邪之中人也……其入深……抟于皮肤之间，其气外发，腠理开，毫毛摇，气往来行，则为痒。"《诸病源候论·妇人杂病诸候·风瘙痒候》云："风瘙痒者，是体虚受风，风入腠理，与血气相搏，而俱往来，在于皮肤之间，邪气数，不能冲击为痛，故但瘙痒也。"《丹溪治法心要·痛风》云："诸痒为虚。盖血不荣肌腠，所以痒也。当以滋补药，以养阴血，血和肌腠，痒自不作矣。"均阐释了瘙痒的发生与脏腑气血的密切关系。《秘传证治要诀及类方·疮毒门·痒》又云："有脾虚身痒，本无疥癞，素非产蓐，洁然一身，痒不可住。此乃脾虚所因。"明确指出脾虚亦可致痒。现代医家徐宜厚认为，皮肤瘙痒的病变性质和成因，一是邪实、二是正虚。"痛为实，痒为虚"。即外邪入侵，与卫外的卫气相搏，若阳气充足，邪欲发散，邪气扬出而痒止。若阳气虚弱，邪气乘虚而入，游走在皮肤腠理之间，于是发生瘙痒不已。并引用李东垣在《脾胃论·脾胃虚实传变论》中的观点："元气之充足，皆由脾胃之气无所伤，而后能滋养元气……元气亦不能充，而诸病之所由生也。"强调人体正气，尤其是脾胃元气在发病中的重要性。

综上，瘙痒病的发生有内因和外因两方面，外因以风邪为主，常兼夹湿、热之邪；内因以脏腑气血阴阳亏虚为主，气虚不能卫外，风邪客于腠理，往来肌肤，导致经气不宣，瘙痒不止；或阴血亏虚生风生燥，导致肌肤失养而发为瘙痒，"邪之所凑，其气必虚"，瘙痒的发生往往是在正虚基础上感受外邪而发生的，脾胃为后天之本、气血生化之源，中土脾胃功能虚弱是瘙痒缠绵难解的重要内因。

二、治疗

临床中瘙痒症患者以老年人最为多见，且于冬季高发，现代医学认为多因皮脂腺功能减退、皮肤干燥所致，中医学认为该特点与老年人年老体衰、中焦脾胃运化功能减退、精血化生不足、无以濡养肌肤有密切关系。治疗老年皮肤瘙痒症多采用益气养血药物合用祛风止痒之品，补益气血之时尤应重视顾护脾胃功能，以使气血生化之源得固，病不反复。皮肤瘙痒症还常见于糖尿病及肝胆疾病患者之中，有学者提出糖尿病患者皮肤瘙痒发生的根本在中焦脾土功能失调，认为皮肤由脾胃所滋养，若脾脏的运化功能异常，可使皮肤失于濡养而见干燥、瘙痒，如《灵枢·天年》所载"七十岁，脾气虚，皮肤枯"；此外，"诸湿肿满，皆属于脾"，脾运化水湿的功能失常，必然导致水液在体内的停滞，水湿犯溢肌肤，聚湿生热，浸淫肌肤，则发为瘙痒。肝胆源性皮肤瘙痒症则在病毒性肝炎、酒精性肝病、肝硬化、肝癌、胆汁淤积症等疾病中多见，其发生与患者嗜酒肥甘、湿热内生、脾胃运化失常有密切关系，治疗中也尤应加强健脾祛湿。

第十一节　银　屑　病

银屑病是一种具有复发特点的慢性皮肤病，以鳞屑性红斑为主要皮损特征，红斑可有多种形态，如点滴状、斑块状、钱币状和地图状等。典型的银屑病皮损还具有蜡滴现象（鳞屑剥脱如轻刮蜡滴）、薄膜现象（刮去鳞屑后可见半透明薄膜）

及点状出血（剥去薄膜可见点状出血）三联征，部分患者伴有指甲顶针样变化等病变。根据其临床特征，银屑病可分为寻常性、关节病性、脓疱性和红皮病性四大类型。根据其病情发展情况，银屑病也可分为三期，即皮损不断新发的进展期、皮损稳定无新发的稳定期及皮损缩小的消退期。

目前银屑病的治疗目的在于控制病情及减少复发，现代医学的系统用药及外用药物虽然可以快速地稳定病情，但在减量或停药期间很容易出现复发。这种病情的反复发作给患者带来了极大的心理及经济负担，也是医生倍感棘手的问题之一。

一、病因病机

中医治疗银屑病已经有悠久的历史，早在《诸病源候论》中便出现了"干癣，但有匡郭，皮枯索，痒，搔之白屑出是也。皆是风湿邪气，客于腠理，复值寒湿，与血气相搏所生"这样的描述，被多数学者认为是最早期的银屑病记载。但在隋唐时期，中医皮肤病尚未完全细分为独立病种，因此本病的记述常与皮肤癣病混合在一起。在古籍记载中，这类皮肤病的病机为外受风寒湿，以至于血气郁结而成。随着学科的发展，在明清尤其是清代，医书对于皮肤疾病的描述更为细致，出现了松皮癣、白壳疮、蛇虱、银钱疯等多个病名，并首次出现了"白疕"这一名称。如《外科心法要诀•发无定处（下）•癣》中说"松皮癣，状如苍松之皮，红白斑点相连"，这里就已经突出了红斑与鳞屑相间的皮损特点。而《证治准绳•疡医•诸肿》中则还描述了本病的脱屑特点"遍身其如风疹、疥、丹之状，其色白不痛，但搔痒，抓之起白疕，名曰蛇虱"。《外科证治全书•发无定处证•白疕》中更直接以"白疕"命名本病，并记载了它的发病原因及季节性："皮肤燥痒，起如疹疥而色白，搔之屑起，渐至肢体枯燥坼裂，血出痛楚……因岁金太过，至秋深燥金用事，乃得此证。多患于血虚体瘦之人，生血润肤饮主之。"此处已经提出，"白疕"一病与患者自身的血分异常有关，故其发病乃内外合邪。后因"白疕"的描述与现代之银屑病非常贴近，故在近代皮科泰斗赵炳南老先生的倡议下，将白疕作为银屑病的中医病名。

二、治疗

近代以来，银屑病"从血论治"成为主流观点，如赵炳南、朱仁康等专家认为"血热"是银屑病发病的关键，因血热而产生红斑，热盛伤血化燥故出现鳞屑，血热血燥日久不解，气血瘀滞而成血瘀。故"热、燥、瘀"乃是银屑病血分发病的三大核心，根据现代多项文献研究及调查显示，血热证、血燥证、血瘀证已成为银屑病的三大主要证型，中医治疗也多从清热凉血等角度入手。但随着近年银屑病病机理论研究的逐渐深入，不少学者根据临床所见，提出银屑病也有"阳虚"的一面，从"温补"角度论治银屑病的文章发表量逐年攀升。

流行病学调查显示，银屑病患者中具有家族史者发病更早，病情更重，说明本病发病与先天肾元不足相关；在多数情况下，温热的阳光照射及温暖的气候有助于部分患者病情的缓解，反之，寒凉干燥的环境、外感、疲劳等削弱卫阳的因素则易导致银屑病病情加重。同时，多项中医体质调查也表明，银屑病人群中气虚质占据了相当突出的比例，且病情常于冬季加重，这也提示银屑病患者多有卫表不固，当责于其阳气亏虚，固护无力；尤其对于银屑病久病不愈者，脾肾虚之征象会更为突出。故未来的银屑病治疗方向，是在凉血清热的基础上合入健脾补肾，益气温阳之法；并且遵循"急则治其标，缓则治其本"的古训，当银屑病病情急进时以凉血清热为重，在病情缓解时则以益气健脾为主。

第十二节 斑 秃

斑秃（alopecia areata）是一种骤然发生的头发呈局限性斑片状脱落的慢性皮肤病。其病变处头皮正常，且常常无自觉症状，但偶有脱发区头皮轻度麻、痒[16~17]。本病病因尚不十分清楚，现代医学目前认为其是一种具有遗传背景的器官特异性自身免疫性疾病[18]。临床上表现为头发突然呈局限性斑片状脱落，严重者可发展为全秃或普秃[19]。中医古籍文献中无斑秃病名，但有颇多关于本病的记载。其病名可追溯到《内经》《难经》，《内经》中称毛拔、发落、发坠等，《难经》中称毛落。隋代巢元方在《诸病源候论·毛发病诸候·鬼舐头候》中言"有人风邪在于头，在偏虚处，则发秃落、肌肉枯死。或如钱大，或如指大，发不生，亦不痒，故谓之鬼舐头"，提出了"鬼舐头"病名。明代陈实功在《外科正宗》中言"油风，乃血虚不能随气荣养肌肤，故毛发根空，脱落成片，皮肤光亮，痒如虫行"，提出了油风病名。清代许克昌、毕法在《外科证治全书》指出"油风，又名鬼剃刺，俗称落发"。清代吴谦在《医宗金鉴·外科心法要诀·头部》中言"此证毛发干焦，成片脱落，皮红光亮，痒如虫行，欲名鬼剃头"，提出了鬼剃头病名[20~21]。

一、病因病机

《素问·痹论》言"饮食自倍，肠胃乃伤"；《素问·五脏生成》言"多食咸，则脉凝泣而变色；多食苦，则皮槁而毛拔……多食甘，则骨痛而发落"，指出了斑秃的发病与饮食有关。金代《儒门事亲·目疾头风出血最急说八》言"至如年少，发早白落，或白屑者，此血热而太过也"；明代《外科正宗·杂疮毒门·油风》言"油风，乃血虚不能随气荣养肌肤，故毛发根空，脱落成片，皮肤光亮，痒如虫行，此皆血热乘虚攻注而然"；《疡医大全·正面头面部·头发门》言"发乃血之余，焦枯者，血不足也，忽然脱落，头皮多痒，须眉并落者，乃血热生风，风木摇动之象也"，指出斑秃的病因为血热风燥。清代《外科证治全书·头部证治》言"头发干枯，成片脱落，皮红光亮，痒甚。由血燥有风所致"；《医宗金鉴·外科心法要诀·头部》言"油风毛发干焦脱，皮红光亮痒难堪，毛孔风袭致伤血"，指出血燥为斑秃病因。清代唐容川《血证论·血中瘀证治·瘀血》言"凡系离经之血，与荣养周身之血，已暌绝而不合……瘀血在上焦，或发脱不生"；《医林改错·通窍活血汤所治之症目·头发脱落》言"伤寒、瘟病后头发脱落，各医书皆言伤血，不知皮里肉外血瘀，阻塞血路，新血不能养发，故发脱落。无病脱发，亦是血瘀"，指出斑秃的病因为瘀血。《素问·上古天真论》言女子"五七，阳明脉衰，面始焦，发始堕；六七，三阳脉衰于上，面皆焦，发始白"，丈夫"五八，肾气衰，发堕齿槁；六八，阳气衰竭于上，面焦，发鬓颁白……八八，则齿发去"，指出头发的生长与肾气的盛衰有关。《黄帝内经》言"……肾气实，发长齿更……肾气衰，发堕齿槁""发为血之余""肝藏血""肾藏精，其华在发"；隋代《诸病源候论·毛发病诸候·须发秃落候》言"足少阴，肾之经也，其华在发。冲任之脉，为十二经之海，谓之血海。其别络上唇口。若血盛则荣于头发，故须发美；若血气衰弱，经脉虚竭，不能荣润，故须发秃落"。笔者认为肾藏精，肝藏血，精血同源，而发为血之余，故头发由精血滋养，与肝肾息息相关，肝肾不足可致落发。《医心方》言"血气虚则肾气弱，肾气弱则骨髓枯竭，故发白而脱落"；《灵枢·阴阳二十五人》言"血气皆少则无毛"；金代著名医家李杲提出了"内伤脾胃，百病由生"的著名观点；《素问·太阴阳明论》云"脾者土也，治中央，常以四时长四脏，各十八日寄治，不得独主于时也……土者生万物而法天地"，皆指出了脾胃的重要性。发为血之余，血虚可致头发脱落，清代《虚损启微·论五劳七伤六极》言"五脏气不足，毛发落"；《医碥·虚损痨瘵》言"血极，心病极也，面无血色，头发堕落"，以上皆指出气血亏虚可致斑秃。

二、治疗

斑秃的病因不外乎血热风燥、血燥、血瘀、气血亏虚及肝肾不足，因此治法多为凉血息风、养血润燥、活血祛瘀、补益气血及补益肝肾等，但不同医家的治疗侧重点可能不一样。古籍中记载的斑秃治疗方法既有内治法、外治法，也有内服外用法。《外科理例》提出了"治外必本诸内，治内亦即治外"的思想。内治法，《医林改错》言"伤寒、瘟病后头发脱落，名医书皆言伤血，不知皮里肉外血瘀，阻塞血路，新血不能养发，故发脱落。无病脱发，亦是血瘀。用药三付，发不脱，十付必长新发"，指出用通窍活血汤治疗头发脱落。《寿世保元》言"儒者因饮食……须发脱落。余以为劳伤精血，阴火上炎所致，用补中益气汤加麦门、五味，及六味地黄丸加五味，须发顿生如故"，指出可用补益气血及肝肾的方法治疗斑秃。《医宗金鉴》言"过服辛热药而眉发脱落者，乃肝血受伤而火动，非风也。宜四物汤、六味地黄丸，以滋肝血，生肾水"，指出用补益肝肾法治疗斑秃。《证治准绳·杂病》言"脉弦气弱，皮毛枯槁，发脱落，黄芪建中汤主之"，指出用益气健脾法治疗斑秃。而脾乃后天之本、气血生化之源，故补土法可治疗斑秃。《医学入门·外集·杂病》言："少壮有发落，或须亦落者，肾枯火炎，肺痿内风妄动故也，肾气丸、单天门冬膏主之。"《理瀹骈文·略言》言："外治之理即内治之理，外治之药即内治之药，所异者法耳。"外治法，《疡医大全》言"生姜切片，擦落发光皮上，数日即长""川椒四两，用白酒酿浸七日，早晚润秃处，其发自生"。《千金翼方·生发膏》治疗斑秃言"羊屎灰灌取汁洗之。三日一洗，不过十洗，即生矣"；还记载了用"生发膏""生发须膏方"涂抹患处。《证类本草·柏实》言："取侧柏叶阴干作末，和油涂之。"《卫生易简方·发鬓》言："治髭发脱落，能令再生：用黑附子、蔓荆子、柏子仁各半两为末，乌鸡脂和捣研干，置瓦盒内封固，百日取出。涂在髭发脱处，三五日即生，自然牢壮不脱。"内服外用法，《医宗金鉴·外科心法要诀》言："油风毛发干焦脱，皮红光亮痒难堪，毛孔风袭致伤血，养真海艾砭血疮。"指出宜内服神应养真丹，外用海艾汤熏洗，若耽误时间较长，宜针刺放血[22]。

第十三节　白癜风

　　白癜风是一种常见的原发性色素脱失性皮肤黏膜疾病，发病部位不定。根据皮损特点[23]，分为四种类型。在我国成年人与儿童均可患白癜风，跨越各个年龄阶段[24]。发病机制尚不明确，具有易诊难治的特点。若白斑发生在面部、手部等裸露部位，对患者及其家属则会产生巨大精神压力，严重影响患者的生活质量。

　　祖国医学对白癜风的最早记载见于《五十二病方》，该书中记载病名为"白处""白毋奏"，但是该病名不仅是指白癜风，还包括其他色素脱失导致白斑的疾病。南北朝时，《刘涓子鬼遗方》记载的"白定""白驳"，则是指白癜风。东晋葛洪所著的《肘后备急方》收录了多种疾病，对白癜风的药方记载："面颈忽生白驳，状如癣，世名为疬疡方。"隋代巢元方《诸病源候论·瘿瘤诸病·白癜候》[25]记载"白癜者，面及颈项身体皮肉色变白，与肉色不同，亦不痒痛，谓之白癜"，该书是首部命名白癜风为病名的书籍，临床描述与现代对白癜风的认识相类似。唐代孙思邈撰《千金翼方》、徐灵胎《外台秘要》以"白癜风"命名。吴谦《医宗金鉴·外科心法要诀》中也以"白驳风"为名，载"此证自面及颈项，肉色忽然变白，状如斑点，并不痒痛"。清朝，王清任《医林改错》、顾世澄《疡医大全》等皆以"白癜风"命名。

　　根据各个朝代文献记载，"白处""白定""白驳"等病名是对色素脱失导致肤色变白疾病的统称，后来医家对该种疾病的认识逐渐加深，至现代"白驳风"已经被统一命名为白癜风。

一、病因病机

　　古代医家对白癜风多从风邪相搏、气血失和立论。古代文献中关于白癜风的病因病机的记载首次见于隋代巢元方《诸病源候论·瘿瘤诸病·白癜候》，其曰："白癜者，面及颈项身体皮肉色变白，与肉色不同，亦不痒痛，谓之白癜。此亦是风邪搏于皮肤，血气不和所生也。"文中提出风邪导致气血不和而发此病的观点，在后世的病因病机发展中，"外风侵袭"的观点对后世医家产生了深远的影响。《太平圣惠方·治白癜风诸方》记载："夫肺有壅热，又风气外伤于肌肉，热与风交并，邪毒之气，伏留于腠理，与卫气相搏，不能消散，令皮肤皯起生白斑点，故名白癜风也。"肺中热邪与外在风邪合而致病，导致风热之邪搏结于卫气。外风袭于肺，与肺中热邪相合，伏于腠理而发白斑。《圣济总录·诸风门·白癜风》记载："肺脏壅热，风邪乘之，风热相并，传流营卫，壅滞肌肉，久不消散，故成此也。"王肯堂《证治准绳·疡医·紫白癜风（白驳、疬疡风）》记载："肺风流注皮肤之间，久而不去之所致也。"皆是风热袭肺导致白斑。气血失和是古代医家对白癜风病因病机的另一个重要的认识，七情内伤、思虑过度、情志不遂，引起肝气郁结，气行不畅或跌打损伤导致气滞血瘀，经脉痹阻，导致肌肤失养生成白斑。久病精血亏虚，损及不足，肌肤失养而生成白斑。如《医林改错·白癜风》则指出"血瘀于皮里，服三五付可不散漫再长，三十付可痊愈"。或者久病失养，伤及精血，肝肾精亏血虚，营卫失荣，不能濡养皮毛腠理生成白斑。在古代传统医学发展过程中对白癜风的病因病机不断丰富，本病的发生在内与肺、心、脾等脏腑有关，在外与风、热、湿等外邪有关，外邪导致气血失和，波及皮肤腠理。

二、治疗

本病治疗可分外治法及内治法。外治法方面，如唐代的《千金翼方》《备急千金要方》记载了用绢帛包住草乌、巴豆，以酢和为剂，沐浴后乘毛孔张开，将药物擦拭于皮损部位，有利于皮肤更好地吸收。另有摩风膏，用羊踯躅、露蜂房、附子等药物，细锉，猪油煎炼，待药焦黄去渣候冷外涂。其中更有用针灸疗法治疗白癜风的记载，"白癜……灸两乳间，随年壮，立瘥"。《外台秘要》中记载治疗本病可外用附子膏等。宋代《圣济总录》记载常用砒霜、生半夏、白矾、川乌头等药以毒攻毒，杀虫止痒以治疗本病；也记载了一些治疗白癜风的简单方法，例如治疗躯干部的白癜风利用鲇鱼，去除胃肠，和平时做饭一样加粳米饭、盐、椒，用荷叶进行重重包裹，放置腐烂变臭，先摩擦皮损至发红发热，再加热，趁热熨皮损部位，但同时注意避风。宋代《太平圣惠方》提到内服生核桃油，外洗药如木防己、蕨烧灰淋汁。古代医家会用遮盖法来减轻患者心理压力，如治白癜风如雪色方，用香墨、硫黄、醋和如膏涂之，胡桃涂方中用青胡桃与白矾、硫黄研为膏外涂。明代《本草纲目》中单用白蒺藜及单用胡麻等外用。清代《外科正宗》所记载的密陀僧散可以治疗白癜风。

内治法方面，多数医家认为本病乃风邪为病，故用祛风散邪法。《素问·移精变气论》曰："贼风数至……外伤空窍肌肤，所以小病必甚，大病必死。"故祛风在白癜风的治疗中显得尤为重要。如《外科大成·不分部位小疵·无名肿毒·白驳疯》中的浮萍丸，文中记载"此药味辛气寒，轻清入肺，达肤出汗"；《医宗金鉴·外科心法要诀·白驳风》记载苍耳膏，服用时需用黄酒送服，"苍耳风邪侵皮肤，气血失和白驳生，连根带叶鲜苍耳，洗净熬膏酒服灵"。若"风热熏蒸"，则配伍山栀子、黄芩、地骨皮、白鲜皮等药。治疗以清宣肺气，解表祛风的解表药为主，如浮萍、苍耳子、防风、荆芥、蔓荆子、牛蒡子、蝉蜕、麻黄、细辛等。在《医宗金鉴·外科心法要诀》中主张对于本病应及时治疗，若迁延日久，可泛发全身，应先服浮萍丸，再服苍耳膏。《备急千金要方》中只用刺蒺藜一味药，捣末汤服，既可疏风散邪，又可行气活血，疗效显著，服用半个月，在白斑处可见红点。

古代医家认为本病是风邪搏于皮肤导致气血不和而发。根据"治风先治血，血行风自灭"理论，气血不和则用行气活血法治疗白癜风，同时多用酒送服，以加强行气活血化瘀的效果。如《太平圣惠方·治白驳风诸方》治"面上白驳方……以温酒调下一钱，日三服"；唐《备急千金要方》中提到九江散及用白及、附子、当归捣散酒服，九江散酒服以活血通络。《医林改错》中的通窍活血汤，常用药如当归、川芎、桃仁、红花、沉香、枳壳、丹参、赤芍等。《圣济总录》中的乌蛇散配伍枳壳、丹参、蒺藜子等。其他治疗白癜风的古方剂中多配伍行气活血药。

《黄帝内经素问集注·五脏生成》记载："主运化水谷之精，以生养肌肉，故合肉。"脾胃是后天之本、气血生化之源。脾胃位属中焦，五行为土，五脏六腑都要依靠中焦脾胃运化水谷为水谷精微，通过转输和散精，到达五脏六腑。当脾胃功能正常，运化水谷精微，才能化生精、气、血，濡养脏腑、经络、四肢百骸，生理功能正常。气机通畅与肝的疏泄、脾胃上下交通有密切的关系，肝脾调达，气血调和；若患者精神忧思过度等，则会伤肝伤脾，导致气机不畅、气血失和、气滞血瘀，使肌肤失养而生白斑。脾主肌肉，若脾胃虚弱，则肌肤腠理失调，遇邪不能及时密闭，外邪乘虚而入，机体正气无力鼓邪外出，停滞肌肤，营卫不和，气血不能濡润肌肤腠理，可引起白斑。因此，治疗上，在祛风散邪、行气活血的基础上，补土学术流派重视补益脾气、调理脾胃气机，对于脾气虚弱重者重用黄芪，并用党参、茯苓健脾补气，苍术祛风燥湿健脾，厚朴行气燥湿，通过强健脾胃，祛湿使脾胃气机条达，达到驱邪外出的目的。总之，在白癜风进展期则侧重祛邪，在稳定期则侧重补虚，因此补土之法常贯穿始终，尤常用于稳定期。

第十四节　黄褐斑

黄褐斑是一种常见的颜面出现不规则的局限性淡褐色至深褐色色素沉着斑的皮肤病，其典型改变为色斑位于颧骨突出部位、前额、鼻背、上唇和下颌等日光暴露部位，一般不累及眼睑及口腔黏膜，色斑多边界清晰，局部无炎症及鳞屑，亦无主观不适。本病好发于女性，尤多发于孕期，亦常见于肝病患者。现代医学认为本病与血中高雌激素水平关系密切，日晒、熬夜、精神忧郁、疲劳均可诱使色素沉着加重。黄褐斑属于中医学"黧黑斑""面尘""面皯"范畴。"面尘"首见于《灵枢·经脉》，其曰："胆足少阳之脉……甚则面微有尘……肝足厥阴之脉……甚则嗌干，面尘，脱色。"文中指出了面尘的发病部位在足少阳胆经和足厥阴肝经两经。明代陈实功《外科正宗·女人面生黧黑斑》首次将"黧黑斑"作为独立疾病进行详细论述，其曰："黧黑斑者，水亏不能制火，血弱不能华肉，以致火燥结成斑黑，色枯不泽，朝服肾气丸以滋化源，早晚以玉容丸洗面斑上，日久渐退。兼戒忧思、动火、劳伤等件。"文中对黧黑斑的病因病机、治疗方法和预防措施均进行了阐述。

一、病因病机

《黄帝内经》中认为这类疾病与肝密切相关，"甚则嗌干，面尘，脱色，是肝所生病者"。《内经运气病释》言："此以木受金伤，故诸病皆见于肝也。"《素问要旨论·法明标本·十二经本病》云："足厥阴肝病，则腰痛不可以俯仰，丈夫㿗疝，妇人小腹肿，胠胁痛引少腹。甚则嗌干，面尘，善怒，忽忽眩冒巅疾，目赤肿痛，耳聋颊肿。"《灵枢识·经脉》云："面尘脱色，马云：胆病面有微尘，肝为之里，主病同。"《医灯续焰·补遗·面》云："面尘之属肝胆燥热。"《儒门事亲·燥金郁之病》云："面尘色恶，金胜而木病也。"

后世亦有医家认为肾虚与黄褐斑的发生发展密不可分，最具代表性的是《外科正宗》，其认为"黧黑斑者，水亏不能制火，血弱不能华肉，以致火燥结成斑黑，色枯不泽"；《医碥·杂证·面》云"面上黧黑斑，水虚也，女人最多，六味丸"；《外科大成·分治部下·面部·黧黑斑》云"黧黑斑多生女子之面，由血弱不华，火燥结成"。

脾胃为气血生化之源、后天之本，故也有不少医家认为脾胃虚弱与黄褐斑关系密切，饮食不节，忧思过度，损伤脾胃而致湿浊内生，气血不能荣于面部皮肤而生黑皯，如隋代《诸病源候论·妇人杂病》中记载："面黑皯者，或脏腑有痰饮，或肤受风邪，皆令血气不调，致生黑皯。"宋代《女科百问·妇人面多生黑皯与黑子》中云："黑皯黑子者，皆生于面上，本是二证也。五脏六腑之经，血华充于面，或痰饮渍脏，或腠理受风，致血气不和，或涩或渴。不能荣于皮肤，故变生黑皯。"

由上述可知，虽然历代医家对黄褐斑的病因病机认识各有侧重，但归纳起来，不外乎肝、脾、肾三脏失调，气血不能荣于颜面而发为本病。现代中医学认为本病与肝、脾、肾三脏关系密切，多由肾阴不足，肾水不能制火，虚火上炎；或肝郁气结，郁久化热，灼伤阴血；或劳伤脾土，脾失健运，气血两亏，致使颜面气血失和所致。

二、治疗

《小品方·治面皯黑痣诸方》云："治面皯方，白蜜和茯苓涂满之，七日便瘥。"

《备急千金要方》提出针灸治疗方法，"太冲，主面尘黑""女人疝及小腹肿，溏泄，癃，遗尿，阴痛，面尘黑，目下眦痛，漏血，刺太冲，入三分，灸三壮，在足大趾本节后二寸中动脉"。《外台秘要》主张肾经取穴，提出照海"主面尘黑"。《太平圣惠方·治面䵟黵诸方》根据病因不同，提出"若皮肤受风邪，外治则瘥；若脏腑有痰饮，内疗则愈也"的治则，宜服白瓜子丸方，外用令悦白方。明清医家大多主张内外合治，《外科正宗》提出要滋阴补肾以制火，并注意生活起居的调摄，"朝服肾气丸以滋化源，早晚以玉容丸洗面斑上，日久渐退。兼戒忧思、动火、劳伤等件"。《外科证治全书》在补肾的基础上提出疏胆清肺，"外用玉容散，每早晚蘸以洗面。内宜疏胆气兼清肺，加味归脾汤送六味地黄丸主之。有女贞散一方，方理颇佳，附录备用。女贞散：黄丹（水飞去盐砂，炒透，摊地出火气用）、紫菀（真者），上二味，等分为末，每服二钱，日两服，陈酒下"。《医宗金鉴·外科心法要诀·面部·䵟黑䵟》记载用美玉刮痧治疗局部，"此证一名䵟黑斑……宜以玉容散早晚洗之，常用美玉磨之，久久渐退而愈。戒忧思、劳伤，忌动火之物"。

第十五节 天 疱 疮

天疱疮是一种由表皮细胞松解引起的自身免疫性慢性大疱性皮肤病，临床以皮肤或黏膜上出现松弛性水疱或者大疱为特征，病因不明，目前认为本病是由器官特异性自身抗体——抗桥粒芯糖蛋白（Dsg）抗体介导的器官特异性自身免疫病，临床上主要分为寻常型天疱疮、增殖型天疱疮、落叶型天疱疮、红斑型天疱疮及特殊类型天疱疮（IgA 型天疱疮、疱疹样天疱疮、副肿瘤性天疱疮、药物性天疱疮）[26]。西医治疗主要以糖皮质激素为主，或联合免疫抑制剂。

天疱疮中医学称为"天泡疮""火赤疮"。

一、病因病机

明代王肯堂《证治准绳·疡医》云："天泡疮即丹毒之类，而有泡者，由天行少阳相火为病，故名天泡。为火热客于皮肤间，外不得泄，怫热血液结而成泡，如豌豆疮。根赤头白，或头亦赤，随处而起。"王氏认为，天疱疮为风热邪毒客于肌肤不得泄，而蕴结成疱，并描述了天疱疮的皮损特点：豌豆大小、疮根赤头白、随处而起。明代陈实功《外科正宗·杂疮毒门》记载："天泡者，乃心火妄动，脾湿随之，有身体上下不同，寒热天时微异。上体者风热多于湿热，宜凉血散风，下体者湿热多于风热，宜渗湿为先，外用胡粉散、石珍散搽之自愈。"陈氏认为天疱疮的发生为风热、心火、脾湿三者合而为病，病位不同则治疗有异。明代张景岳《景岳全书·贤集·外科钤（下）·天泡疮》云"天泡疮，形如水泡……乃太阴阳明风热所致……宜清血凉血，热解则愈。如兼表邪而发热脉数者，宜荆防败毒散"，明确指出天疱疮的发病与脾胃密切相关。明代王肯堂《幼科证治准绳·心脏部一·疮疡》云"天泡疮状如水泡，属肺胃二经风热"，则认为天疱疮的产生与肺胃相关。

本病总由外感风热毒邪、心火脾湿、湿邪蕴阻肌肤而成。天疱疮急性期多以风热邪毒炽盛、湿毒蕴肤为主要病机，以发病急骤、水疱迅速扩大或增多、皮损鲜红、糜烂渗出，伴有身热口干、便干溲赤、舌红苔黄、脉弦数或滑数为临床表现，此时病位涉及心肺脾胃；亚急性期病机为心火渐退、脾湿缠绵，以红斑水疱此起彼伏、糜烂渗出减少但流滋尚多，伴有低热、便溏溲黄、胸闷纳呆、舌红苔黄腻、脉滑数为临床表现，此时病位在心脾胃；慢性期则以脾虚不化湿、湿毒蕴结肌肤为主要病机，此时病情处于缓解阶段，以无明显红斑大疱，但神疲乏力、少气懒言、纳呆腹胀、便溏溲白多、舌淡红苔白或白腻、脉缓或弱为主要表现，此时病位以脾胃为主。

二、治疗

清代吴谦《医宗金鉴·外科心法要诀·发无定处（下）·火赤疮》云"火赤疮由时气生，燎浆水疱遍身成，治分上下风湿热，泻心清脾自可宁"，亦指出治疗需要辨病位，并且提出了泻心清脾法治疗天疱疮。现代皮肤大家赵炳南[27]先生认为"湿"邪贯穿于本病的整个过程，从"湿"论治是治疗天疱疮的基本原则。但由于湿产生的原因各异，伴发的邪气性质不同，因此在疾病的不同阶段，其治疗轻重缓急不同。故赵老根据不同的病情及疾病的发展情况而采用凉血解毒、清热除湿法，泻心凉血、清脾除湿法，利水消肿、健脾除湿法，补益脾肾、温阳除湿法，活血解毒、通络除湿法等。国医大师禤国维治疗本病，强调在急性期清热除湿解毒，兼顾脾虚；慢性期脾虚湿蕴较多，故宜健脾祛湿、清热养阴并重[28]。

综上所述，历代医家对天疱疮的病因病机可概括为：疾病早期风热邪毒外侵、心火脾湿内生，疾病中后期脾虚不化湿、气阴两耗，久病亦可瘀血内停，但天疱疮以水疱、大疱为主要特征，"湿"为核心病机，贯穿疾病的整个过程。湿邪不外乎外感之湿和内生之湿，早期皮损内外湿共病，中后期则内生之湿毒为患，病位始终以脾胃为核心，不同的发展阶段又可病及肺、心。因而，临床治疗天疱疮多从湿论治，以运脾祛湿、清热利湿、健脾化湿、除湿解毒、通络祛湿为常用治法，这与补土理论强调理脾胃、恢复脾胃运化功能的观点相一致，运用补土理论治疗天疱疮，可使得中土气机升降自如，四旁通达，湿邪去，病自愈。

第十六节　大疱性类天疱疮

大疱性类天疱疮是一种好发于老年人的自身免疫性表皮下大疱病，典型皮损为在外观正常的皮肤或者红斑的基础上出现紧张性水疱或大疱，疱壁较厚，呈半球形，直径可从小于 1cm 至数厘米，疱液清亮，少数呈血性，疱不易破，破烂后糜烂面常覆以痂或血痂，可自愈，成批出现或此起彼伏，尼科利斯基征阴性，少数患者可出现口腔等黏膜损害，但较轻微，多伴有不同程度的瘙痒。组织病理表现为表皮下水疱，其免疫病理显示基底膜带 IgG 和（或）C3 沉积，血清中存在针对基底膜带成分的自身抗体。目前西医治疗以糖皮质激素和免疫抑制剂为主，以控制新皮损的发生和严重的瘙痒等症状，防治糜烂面水疱造成继发感染等病变[29]。

大疱性类天疱疮属于中医学"火赤疮""天疱疮"范畴。类天疱疮，其与天疱疮有相似之处，"疱"字指明其疾病特征为水湿为患。古代天疱疮包含现代医学的天疱疮、类天疱疮，得益于现代病理技术的支持，天疱疮与类天疱疮才得以区分开来。

一、病因病机

古今医家对类天疱疮的病因病机、临床表现及辨证论治等方面进行了较为详细的论述。明代窦梦麟《疮疡经验全书·火赤疮》曰："由心火妄动，或感酷暑火邪入肺伏结而成。初起为潦浆脓疱，破后黄水浸淫，遍体可生。"指出本病具有成批出现或此起彼伏、蔓延成片、遍发全身的临床特点，且明确指出类天疱疮的病机为心火脾湿蕴结于肌肤。赵炳南[30]认为类天疱疮病因病机主要是脾虚湿盛或气阴两伤或虚热、湿热交织蕴久生毒，内伏血分而致，临床表现为皮肤红斑、水疱、溃疡、大量渗液。

综上，类天疱疮的病因为先天禀赋不足，脾胃受损，加之外感邪毒而致，疾病初期以实证为主，病机为火毒炽盛、心火脾湿或湿热蕴结；中期多与脾虚湿恋相关；后期久病气血津液耗伤或久病入络夹瘀，表现为气阴两虚、脾虚血瘀。

二、治疗

本病初期以祛邪为主，久病则扶正为主，兼以祛邪。湿邪贯穿类天疱疮的整个疾病过程，病变脏腑主要涉及脾胃，因此，主要从脾胃角度论治。李东垣认为脾胃乃元气之本、为精气升降之枢纽，若脾胃损伤必引起元气不足、升降失常，而致诸病发生，他以"补脾胃升清阳"为其治疗各种疾病的主导思想，以补土法为治疗百病的核心方法。实际上，凡是能使脾胃升降有序的治法，或攻或补，均为补土法，李东垣虽然强调通过升发脾阳之气，但亦重视潜降阴火，其临证自创朱砂安神丸、升阳散火汤治疗疾病。可见补土法非纯补无攻之法，因而在类天疱疮的治疗上，通过清热利湿、健脾化湿、养阴祛湿等方法促进中土功能，使湿邪去、疱消病止。

国医大师禤国维教授[31]认为本病是由于外感邪毒、内动心火、脏腑受损而成，本病初起多为火毒炽盛，中期多为脾虚湿毒蕴结，后期为阴虚湿恋，并提出了治疗本病的经验方——健脾利湿方（党参、白术、怀山药、黄芪、茵陈、萆薢、土茯苓、车前子、六一散）。陈可平[32]认为类天疱疮病机为心火脾湿，应以清心泻火、健脾除湿为要，选用茯苓、白术、焦三仙、鸡内金健脾化湿，金银花、麦冬、淡竹叶清心泻火，益母草、桑白皮、马齿苋等利水解毒。袁兆庄[33]认为本病多为外感热邪、内伤情志、脾虚湿热导致，病程初期有新生水疱、大疱，瘙痒明显，其内为热毒炽盛，坚持清热解毒的治疗大法不变，以渗淡利湿药为辅；病变后期，不再有新生水疱或仅有偶发水疱时，即可认为邪热已退，治疗重点转为健脾除湿。

综上所述，湿邪贯穿本病的整个过程，祛湿化湿为治疗类天疱疮的关键，而脾胃内生之湿为类天疱疮发病的核心因素。临床上，只要能使中土正常生理功能恢复，达到祛除湿邪效果的，均为治疗类天疱疮的有效方法。广义的"补土"法既包括健脾化湿、益气利湿、养阴除湿、温中升阳、健脾益气、甘温补中等"补"法，也包括清热祛湿、竣下逐水、消食化积、除胀消痞、通腑泻下等"攻"法。运用补土法治疗类天疱疮虽无专门论述，但临床上却广为应用。类天疱疮之湿毒为患，宜以辛热散之，以苦泻之，淡渗利之，使上下分消其湿。《医述·湿》云"若湿阻上焦者，用开肺气，佐淡渗，通膀胱，是即启上闸、开支河、导水势下行之理也；若脾阳不运，湿滞中焦者，用术、朴、姜、半之属温运之，苓、泽、腹皮、滑石等渗泄之……以苦辛寒治湿热，以苦辛温治寒湿，概以淡渗佐之，或加风药"，明确指出临床上治疗湿邪之患，当从脾胃论治，从化湿祛湿论治。总之，从湿论治为治疗大疱性类天疱疮的关键，健脾胃补中土为祛湿之根本。

第十七节　掌跖脓疱病

掌跖脓疱病是一种慢性复发型疾病，皮肤损害局限于掌跖部位，皮疹特点是在红斑基础上反复发生的深在性无菌性小脓疱，伴角化、脱屑，亦可伴有瘙痒。多见于中年人，女性多于男性。目前病因不明，多数学者认为是局限性脓疱性银屑病，也有人认为是一种脓疱性细菌疹。

掌跖脓疱病为西医学病名，古籍中对"癌疮"的临床描述与本病的临床症状相似。《诸病源候论·癌疮候》载："癌疮者……多著手足间，递相对，如新生茱萸子。痛痒抓搔成疮，黄汁出，浸淫生长，坼裂，时瘥时剧，变化生虫，故名癌疮。"

一、病因病机

清代吴谦等著《医宗金鉴·外科心法要诀·手部·癌疮》中记载："此证生于指掌之中，形如茱萸，两手相对而生，亦有成攒者，起黄白脓疱，痒痛无时，破津黄汁水，时好时发，极其疲顽，由风湿客于肤腠而成。"《医心方·治疽疮方》对此病有详细记载："匝匝作细孔，如针头，其里有虫……皆风邪客于皮肤，血气之所变生……而疮里皆生细虫。"从古籍中可以看出本病的发病内因为"肤虚"，外因为"风湿、虫邪"。现代医家张志礼教授认为本病与湿毒、血热相关，湿毒则主要由于饮食伤脾，内生湿邪；血热主要由于患者素体热盛或外感热毒所致。国医大师禤国维认为本病主要由于脾虚生湿，湿热内蕴，或者外感湿热毒邪，以致毒邪循经外越蕴于掌跖而发。

综上，中医学认为掌跖脓疱病多因禀赋不足，脾失健运，水失运化，蕴而化热，或感受外界风湿热毒之邪，内外邪气相搏而发为本病。脾主四肢肌肉，病邪循经外发，因此本病好发于四肢掌跖部位，可见水疱、脓疱；日久导致血液运行不畅，瘀阻日久，新血不生，肌肤经脉失于濡养，致皮肤粗糙、脱屑。

二、治疗

"邪之所凑，其气必虚"，脾主四肢，中气亏虚，易感湿邪，客于掌跖肌腠，郁久化热则生红斑、脓疱。如温病学家薛生白曰："太阴内伤，湿饮停聚，客邪再至，内外相引，故病湿热，此皆先有内伤，再感客邪。"中气在二土之交，火盛则土燥，水盛则土湿，故治疗首在中气，补益脾胃使中气运转则水湿之邪自去。张志礼教授认为本病与脾湿和血热有关，在清热利湿解毒治标的同时，非常注重健运脾胃的方法，健脾首先可以祛湿，从根本上祛除湿邪之来源；其次可固护脾胃，防苦寒药物伤及脾土，从而达到标本兼治。

第十八节 过敏性紫癜

过敏性紫癜是一种以小血管炎为主要病变的全身性血管炎综合征，是儿童时期最常见的血管炎之一。临床表现为皮肤黏膜下出现瘀点、瘀斑，具有压之不褪色的特点，呈对称性分布，以下肢多见，可伴有关节疼痛、腹痛和肾脏损害病变。各年龄均可发病，尤以学龄儿童多见，多继发于呼吸道感染后，全身症状表现为发热、头痛、乏力、纳差、全身不适等。

本病属于中医学"葡萄疫"的范畴。

一、病因病机

《医宗金鉴·外科心法要诀·婴儿部·葡萄疫》曰："此证多因婴儿感受疠疫之气，郁于皮肤凝结而成。大小青紫斑点，状若葡萄，发于遍身，惟腿胫居多。"《外科证治全书·发无定处证》曰："葡萄疫，此症多生于小儿，盖感四时不正之气，郁于肌肤不发，发成大小青紫斑点，色若葡萄，头面遍身随处可发，身热口渴者羚角化斑汤主之，不渴倦怠者，补中益气汤加生地主之。有邪毒传胃、牙根腐烂出血者，内用羚羊角化斑汤去苍术加升麻、葛根服之，外搽珍珠散。"古籍中指出本病多发于小儿，并且好发于小腿部位，从治疗选取的两个处方来看，有虚实之分，其中虚证以补益中土为主。

从葡萄疫临床特点来看，可分为阳斑、阴斑两大类。阳斑多由各种热毒之邪侵入营血，郁滞经络，迫血妄行，血溢脉外所致，多表现为实证；阴斑多责之中土虚弱，脾不统血、气不摄血，血不归经所致，多表现为虚证。瘀血留滞，血行障碍，血不归经，进一步耗伤气血津液，故又新生瘀血，使病情反复，迁延日久。

二、治疗

发病急性期时，紫癜颜色鲜红或者紫红，皮疹泛发，常伴有发热、咽痛、大便干结，舌红苔黄，脉浮数，辨证属血热妄行，治以清热凉血解毒，方用犀角地黄汤加减；后期热邪伤阴，紫癜反复发作，色泽不鲜，分布稀疏，伴有五心烦热、盗汗，舌质红，苔少，脉细数，属阴虚火旺者，治以滋阴清热，凉血消斑，选用知柏地黄丸加减。日久耗伤正气，见紫癜色紫暗或黯淡，反复发作；伴纳呆，食欲不振，倦怠乏力、面色萎黄；或伴有心悸、头晕，舌淡脉细，表现为气虚不摄，治以健脾益气，活血化瘀，方选参苓白术散或者归脾丸加减，常用药物为党参、黄芪、白术、茯苓、陈皮、大枣、茜草、当归、白芍、炙甘草等。另外，离经之血即为瘀，在本病的治疗中活血化瘀法贯穿各个阶段，可适当加入活血化瘀之品。

疾病后期以补益中土为主，正如《外科正宗·杂疮毒门·葡萄疫》曰："葡萄疫，其患多生小儿，感受四时不正之气，郁于皮肤不散，结成大小青紫斑点，色若葡萄，发在遍体头面，乃为腑症；自无表里，邪毒传胃，牙根出血，久则虚人，斑渐方退。初起宜服羚羊散清热凉血，久则胃脾汤滋益其内。" 胃脾汤：白术、茯神、陈皮、远志、麦冬、沙参（各六分），五味子、甘草（各五分），水二钟，煎六分，食远服。虚弱自汗者，去沙参加人参、黄芪各五分。此外，本病在治疗过程中常选用清热凉血等苦寒药物清热凉血解毒，日久易于伤及脾胃，导致脾气虚衰统摄无力，以致血不循经，瘀于皮下，从而形成恶性循环，致使病情反复发作，难以奏效。因此，在治疗过程中清热凉血解毒之药需中病即止。本着"新病治标，久病治本"的原则，对于反复发作的病例以"脾虚不统血"视之，采用补益中土之法是取效的关键。

第十九节　变应性血管炎

变应性血管炎是一种主要累及毛细血管、微动脉、微静脉的小血管坏死性血管炎。儿童和成人均可累及，以青年女性多见。临床特点包括下肢斑丘疹、丘疹、可触及性紫癜、结节或溃疡等。可伴有发热、乏力及关节痛，红细胞沉降率（血沉）增大，内脏损害。本病大部分患者找不到原因，发病机制是Ⅲ型变态反应，能诱导免疫复合物形成的抗原很多，多与药物、饮食、感染等有关。西医治疗目前主要是应用激素及细胞毒药物，副作用较多，且病情易反复。

变应性血管炎，可归属于中医学"瘀血流注""梅核丹"等范畴。

一、病因病机

早在《证治准绳·疡医·痈疽·胫部·瓜藤缠》中便有相关记载："足股生核数枚，肿痛，久之溃烂不已，何如？曰：此名瓜藤缠，属足太阳经，由脏腑湿热流注下部所致。"又如《外科证治全书·热毒流注》记载本病："生两腿胫，流行不定，或发一二处，色赤肿痛溃脓，乃湿热下注……如患色微红，或初期粟米，渐大痒痛相兼，破流黄水，浸淫成片，甚则腿肉浮肿。"中医学认为本病多因脏腑蕴热于内，外感湿邪，湿与热结，或脾虚失运，水湿内生，湿郁化热，湿热下注，气滞血瘀，瘀阻经络而发，或体虚之人气血不足，卫外不固，寒湿之邪乘虚外袭，客于肌肤腠理，流于经络，气血瘀滞而发。日久正气亏虚，湿瘀阻络，皮损反复不愈。

二、治疗

本病初期多为实证，血热或湿热者居多，治以祛邪为主；日久可由实转虚，或虚中夹实，可见气虚血瘀或阳虚寒凝之证，治以扶正祛邪并重；后期虚证为主，可表现气血阴阳之不足，治以扶正为主。由于本病是血管本身的病变，且属于免疫复合物沉着于血管壁所致，因此活血化瘀的治疗贯穿于病程的始终，可根据体质之强弱、证候之虚实、邪气之类型及疾病的不同阶段，选择相应的药物灵活加减，病情反复迁延者则应根据正邪消长予以扶正祛邪兼治，视阴阳气血偏虚，予以益气活血、温阳通脉、养阴化瘀，扶正以祛邪。特别是对于皮疹反复发作，或者溃疡经久不愈，腐肉不脱，新肉难生，伴有倦怠，纳呆、头晕，舌淡或有瘀斑，脉细涩无力，为气虚血瘀，治疗宜健脾益气、养血活血，因气能生血、气能行血，脾胃为气血生化之源，所以在此阶段治疗过程中要重视中土脾胃的作用。

❦ 第二十节 剥脱性唇炎 ❦

剥脱性唇炎是一种发生于唇部的脱屑和慢性炎症性疾病，多见于下唇。本病常继发于特应性皮炎、脂溢性皮炎等疾病，也与日光暴露、习惯性舔唇、外用唇膏、接触牙膏等刺激性物质有关。多见于青年女性，皮疹常开始于下唇中部，随后扩展至整个下唇或上下唇。轻者仅表现为干燥脱屑，重者肿胀、水疱、糜烂、结痂，常伴有烧灼、疼痛感。近年来由于化妆品及化学性牙膏、过食辛辣、刺激性食物等不良生活习惯的影响，唇炎发病率逐渐增高，成为发病率较高的唇部疾病之一。

剥脱性唇炎相当于中医学"紧唇""唇风"范畴。

一、病因病机

隋代医家巢元方在《诸病源候论·唇口病诸候·唇疮候》中曰："脾与胃合，足阳明之经，胃之脉也，其经起于鼻，环于唇，其支脉入络于脾，脾胃有热，气发于唇，则唇生疮。"又在《诸病源候论·唇口病诸候·紧唇候》中曰："脾胃有热，气发于唇，则唇生疮。而重被风邪寒湿之气搏于疮，则微肿湿烂，或冷或热，乍瘥乍发，积月累年，谓之紧唇，亦名沈唇。"指出其发病内与脾胃有热，外与风、寒、湿入侵有关。《医宗金鉴·外科心法要诀》曰："唇风多在下唇生，阳明胃经风火攻。初起发痒色红肿，久裂流水火燎疼。"古籍中本病的病因病机为脾胃湿热内蕴，或感受外邪，内外相搏，郁久化火，火邪熏蒸而成。

足阳明胃经循行部位起于鼻翼旁（迎香穴），夹鼻上行，左右侧交会于鼻根部，旁行入目内眦，与足太阳经相交，向下沿鼻柱外侧，入上齿中，还出，挟口两旁，环绕嘴唇，在颏唇沟承浆穴处左右相交。脾开窍于口，其华在唇，所以唇炎的发生与脾胃关系最为密切。脾胃湿热蕴结，或者素体脾虚，脾不运湿，湿蕴化热，加之感受外邪风湿热邪而致病，表现为唇部红肿糜烂，甚至渗液，瘙痒；风湿热郁，气血津液不能上达濡养唇部，或由阳明气火有余，胃热耗伤阴精而出现口干脱屑等临床表现。湿热之邪每因外邪引动或素体虚弱而势盛，故本病易反复发作，病程迁延日久难以痊愈。

二、治疗

《医宗金鉴·外科心法要诀·唇风》曰："此证多生下唇，由阳明经胃经风火凝结而成。初起发痒，色红作肿，日久破裂流水，疼如火燎，又似无皮，如风盛则唇不时瞤动。俱内以双解通圣散服之，外以黄连膏抹之自愈。"宋代《严氏济生方·唇论治》曰："唇者，脾之所主……盖风胜则动，寒胜则揭，燥胜则干，热胜则裂，气郁则生疮，血少则沈而无色。治之之法，内则当理其脾，外则当敷以药，无不效者矣。"比较全面地阐述了本病的病因、病机及治疗原则，并强调内治从脾论治。明代《外科正宗·杂疮毒门·唇风》曰："唇风，阳明胃火上攻，其患下唇发痒作肿，破裂流水，不疼难愈。宜铜粉丸泡洗，内服六味地黄丸自愈。"指出本病反复发作难愈，阳明胃热耗伤阴精，采用滋阴的方法得以治愈。

名医赵炳南对于脾胃湿热证治以健脾和胃，除湿清热之法，采用健脾除湿饮加减，药用茯苓、白术、芡实、山药健脾益气，枳壳醒脾和胃，生薏米、生扁豆、大豆黄卷、萆薢清脾除湿；黄柏、金莲花清湿热解毒。从赵老的用药来看，虽为脾胃湿热证，在用药方面使用了茯苓、白术、芡实、山药健脾益气，可以看出临床有脾胃虚弱的表现，证型实为脾虚湿郁化热证，后期湿热之征去除后，治以健脾益气，采用参苓白术散加减。脾胃湿热内蕴日久，进一步可伤阴化燥，临床可见唇部干燥、皲裂、脱屑，舌红少苔，脉弦细。邪热在阳明胃经易于耗伤胃阴，进一步发展可灼肾阴，两者一为后天之津液，一为先天之阴精。先天之阴依赖后天之阴的充养，而后天之阴依赖先天之阴为物质基础，两者荣损与共，难以截然划分，所以在后期出现有胃阴虚的表现，而养胃阴的同时切记滋补肾阴以固其本，从而发挥更好的滋养胃阴之功。

综上，唇炎的发病与中土脾胃的关系最为密切，临床有实证、虚证、虚实夹杂证的不同，常见胃经风火证、脾胃湿热证、脾虚湿困证、阴虚血燥证，治疗常采用清解胃火、健脾和胃，清热祛湿、健脾渗湿，滋阴润燥法，以上疗法虽不同，但目的均是针对恢复脾胃中土功能而设，临床准确辨证，恰当使用不同的补土之法，可取得满意疗效。

第二十一节 口 角 炎

口角炎是指上下唇交界处部位的急性或慢性发炎，以局部红肿、脱皮为表现，急性期会产生渗液及黄色痂皮，慢性期会产生色素沉淀及放射状裂缝，张口即感疼痛。

中医学称口角炎为"马嚼子疮"，文献中的"燕口疮""口吻疮""口角疮"也相当于本病。

一、病因病机

《黄帝内经灵枢注证发微·五阅五使》曰："口唇者，脾之官也。"脾开窍于口，口唇为脾之官也，所以此症与脾胃功能异常息息相关。《严氏济生方·唇论治》曰："唇者，脾之所主。胃者，脾之所合。其经起于鼻，环于唇，其支脉络于脾。脾胃受邪，则唇为之病焉。"《太平圣惠方·治唇疮诸方》曰："脾胃有热，气发于唇，则唇生疮也。"明确说明口角炎的发生与脾胃受邪、功能失调有关。《济阳纲目·口唇舌病》则进一步对口角炎的病机进行了阐明："经云：脾气开于口……燥则干，热则裂，风则𥉻，寒则揭。若唇肿起，白皮皱裂如蚕茧，名曰茧唇……或因七情动火伤血，或因心火传授脾经，或因厚味积热伤脾。"这里指出了口角炎发生的病机可因"虚"，也可因"实"，但总与脾胃相关。

临床常见的中医证型为脾胃湿热、风热犯胃、脾虚血燥、脾气虚弱等证。脾胃湿热者，常因平素嗜食肥甘厚味，或因气候长期影响，如岭南地区常易导致湿热体质的产生，又因外受风吹、日晒等外来毒热之邪，夹热夹湿上结于唇部而发病；风热犯胃者，因阳明为多气多血之经，易于化燥化热，温热之邪容易直犯阳明导致风火上攻于唇而发病；若湿热之邪长久损耗人体之气血，加之外来之邪侵犯，入里化热，则容易形成脾虚血燥或脾气虚弱等证。

二、治疗

"脾虚"与"湿"贯穿于整个发病过程。脾虚湿停于内，久之化热，湿热内生而灼伤气血；加之外来之风、热之邪趁机侵袭人体，与内生之湿热互结，上犯于唇而致病，故临床上口角炎常表现红肿、渗出、破裂流水等。治疗时，不论何种辨证，或清热利湿，或者疏风清热，或养血润燥等，但针对"脾虚"的治疗常常不可或缺。脾胃得健，津液得以上承、津血得以充足，唇部得以濡养，病症方能自除，健脾常以四君子汤或参苓白术散为主进行加减。

参 考 文 献

[1] 郑洪新. 中医基础理论[M]. 4版. 北京: 中国中医药出版社, 2016: 50-52.

[2] 肖君, 单兆韦. 单兆伟从脾胃论治皮肤病探析[J]. 江苏中医药, 2022, 54 (1): 28-30.

[3] 王彦淳, 龚坚, 荆方轶, 等. 中医脾、营卫与皮肤屏障相关性研究进展[J]. 中医研究, 2022, 35 (2): 61-66.

[4] 肖冲, 刘宏, 严然, 等. 基于"脾主为卫"论治皮肤病[J]. 湖北中医杂志, 2020, 42 (5): 44-46.

[5] 邢良. 从"肺主皮毛"论治皮肤病[D]. 哈尔滨: 黑龙江中医药大学, 2012.

[6] 张召杨, 孙增涛, 刘南飞, 等. 肺脾相关理论及临床应用研究[J]. 陕西中医: 2020, 41 (11): 1623-1126, 1631.

[7] 杨贤平, 张子圣, 刘振雄, 等. 中药对皮肤屏障功能修复作用的研究进展[J]. 吉林中医药, 2019, 39 (6): 827-830.

[8] 吴景东, 任庆丽, 顾炜, 等. 论脾肺气虚与皮肤衰老的关系[J]. 中国美容医学, 2008, 17 (9): 1371-1373.

[9] 翁孟武. 皮肤性病学[M]. 上海: 复旦大学出版社, 2005: 128.

[10] 王香兰, 李张军, 许庆强, 等. 慢性湿疹患者血清胃泌素抗幽门螺杆菌抗体的检测[J]. 中国皮肤性病学杂志, 2007, 21 (11): 670-671.

[11] 郭盾. 健脾除湿胶囊治疗慢性湿疹的临床研究[D]. 武汉: 湖北中医学院, 2005.

[12] 邱志济, 朱建平, 马璇卿. 朱良春治疗皮肌炎用药经验和特色选析: 著名老中医学家朱良春教授临床经验(46) [J]. 辽宁中医杂志, 2003, 30 (10): 782-783.

[13] 张志礼. 张志礼皮肤病临床经验辑要[M]. 北京: 中国医药科技出版社, 2001: 289.

[14] 赵艳霞, 陈学荣. 陈学荣教授治疗皮肌炎、多发性肌炎中医辨证思想[J]. 中国中西医结合皮肤性病学杂志, 2010, 9 (5): 274-275.

[15] 隗小晴. 李元文教授运用脾胃论思想治疗神经性皮炎探幽[J]. 现代中医临床, 2014, 21 (2): 18-19.

[16] 彭静, 段行武. 斑秃的中医药研究概况[J]. 中国医药导报, 2017, 14 (9): 46-49.

[17] 丛琳, 张鹏飞, 叶建州. 斑秃中医辨治研究概况[J]. 中国民族民间医药, 2016, 25 (19): 80-81, 84.

[18] 余丽娟, 吕中法. JAK抑制剂治疗斑秃的研究进展[J]. 中华皮肤科杂志, 2019, 52 (5): 343-346.

[19] 侯晋涛, 钟江. 中医治疗斑秃的研究进展[J]. 中国民族民间医药, 2016, 25 (2): 23-24.

[20] 彭静, 段行武. 斑秃的中医药研究概况[J]. 中国医药导报, 2017, 14 (9): 46-49.

[21] 张玲. 辨证论治斑秃[J]. 光明中医, 2014, 29 (4): 817-818.

[22] 陈培丰. 《医宗金鉴·外科心法要诀》白话解[M]. 北京: 人民卫生出版社, 1965: 113.

[23] 中国中西医结合学会皮肤性病专业委员会色素病学组. 白癜风诊疗共识 (2014版) [J]. 中华皮肤科杂志, 2014, 47 (1): 69-71.

[24] 张学军. 皮肤性病学[M]. 7版. 北京: 人民卫生出版社, 2008: 184.

[25] 朱光斗. 白癜风[M]. 上海: 上海科学技术出版社, 1999: 68-70.

[26] 张学军. 皮肤性病学[M]. 7版. 北京: 人民卫生出版社, 2008: 161-163.

[27] 娄寸海, 曲剑华. 赵炳南从湿论治天疱疮经验[J]. 北京中医药, 2014, 33 (2): 100-102.

[28] 谢婷, 荆方轶, 贾淑琳, 等. 国医大师禤国维教授分期论治天疱疮经验[J]. 南京中医药大学学报, 2017, 33 (3): 323-324.

[29] 张学军. 皮肤性病学[M]. 7版. 北京: 人民卫生出版社, 2008: 164-166.

[30] 赵炳南. 赵炳南临床经验集[M]. 北京: 人民卫生出版社, 1975: 281-285.

[31] 禤国维. 皮肤性病中医治疗全书[M]. 广州: 广东科技出版社, 1999: 252.

[32] 孟苗苗, 陈可平. 陈可平治疗大疱性类天疱疮验案1例[J]. 北京中医, 2014, 33 (10): 790.

[33] 贾力, 张小薇. 袁兆庄治疗火赤疮的经验[J]. 北京中医, 2006, 25 (1): 18-19.

下篇 补土理论皮肤科运用案例

第四章　补土理论治疗湿疹案例

案例一

李某[1]，女，27 岁，2013 年 10 月 10 日初诊。

主诉　出现四肢散在红色丘疹、斑丘疹，色素沉着斑，伴瘙痒。

现病史　患者出现四肢散在红色丘疹、斑丘疹，色素沉着斑，伴瘙痒。刻下症见周身皮肤散在红斑、丘疹抓痕血痂，部分渗液糜烂，面黄无华，倦怠乏力，少许口干苦，小便偏黄，月经调，舌淡红，苔黄腻，边有齿痕，脉沉。

中医诊断　湿疮。

中医证型　湿热蕴肤证。

西医诊断　湿疹。

治法　健脾化湿，凉血疏风，清热祛湿。

中药处方　山药 15g，乌梢蛇 10g，薏苡仁 30g，枳壳 10g，佩兰 15g，土茯苓 15g，地龙 10g，党参 15g，黄芪 15g，白术 10g，僵蚕 10g，干姜 10g。

2013 年 12 月 24 日二诊。

刻下症　周身皮疹明显好转，面色红润，病情较前改善。

原方停，改服补气健脾之剂。

2013 年 12 月 31 日三诊。

刻下症　皮疹已明显减少，遗留色素沉着，无瘙痒。

予停服药物。

2014 年 5 月 5 日电话随访，患者述及湿疹已痊愈，无任何不适。

按语

患者素体脾土不足，气机升降失司，湿邪侵袭，其性缠绵，夹风、夹热，邪之所到之处，便为疹发之所，红斑、丘疹均为风夹湿热，走窜不定，郁而不发之象；湿邪留恋日久，则耗气伤津，面黄无华、倦怠乏力、舌淡边有齿痕为脾虚本源的表现；而少许口干苦、小便偏黄为风湿之邪郁而化热，循口咽上行所致；湿性重浊，营阴之血循脉道不利，故见脉沉之象。方中药物可分为益气、祛湿、通络、温中四类，其中，健脾祛湿当为治疗大法，故予山药、党参、黄芪补益中气，薏苡仁、佩兰、土茯苓、白术祛湿；因湿邪夹风热入血络，致使皮肤瘙痒难愈，故以乌梢蛇、僵蚕、地龙等虫类药搜风通络；湿为阴邪，非温不化，故以一味干姜温化中土，蠲除阴霾；更加枳壳，《神农本草经》无枳实、枳壳之分，但其义异中存同，枳实"主治大风在皮肤中"，《证类本草·枳壳》亦言其"治遍身风疹，肌中如麻豆恶痒"，此处佐以枳壳除络闭之不通。本案治疗从中土入手，健脾祛湿之法贯彻始终，收到良好疗效。

（摘自：刘奇，闫玉红，李秋萍，等. 基于补土思想的中医湿疹内治思路探讨[J]. 吉林中医学，2015，35（8）：769-771，781）

案例二

朱某，13岁，2017年6月14日初诊。

主诉 周身散在斑丘疹，色暗，瘙痒。

现病史 反复周身散在斑丘疹伴瘙痒日久，刻下症见周身散在斑丘疹，色暗，瘙痒，经期易感冒，表现为流清涕，咽喉痒，干咳，时口干，下午打嗝。大便可，时偏稀。痛经，腹部挛急。手足冷，怕冷。舌暗红，脉沉细。

中医诊断 湿疮。

中医证型 脾虚湿蕴证。

西医诊断 湿疹。

治法 健脾祛湿，益气通络。

中药处方

内服 柴胡15g，黄芩5g，清半夏10g，党参10g，甘草5g，当归10g，川芎15g，白芍30g，白术15g，茯苓15g，泽泻15g，干姜5g，红枣30g，薏苡仁30g。

水煎服，日一剂，共五剂。

外用 紫苏叶30g，薄荷30g，荆芥穗30g，花椒30g，苦参30g。

水煎外洗，日一剂，共三剂。

消炎止痒霜（广东省中医院院内制剂）1支。

2017年7月5日二诊。

刻下症 无痛经，湿疹好转，月经量多，左足踇趾少许结痂。经期疲乏。舌淡暗，脉沉细。前额粉刺，出脓。纳眠一般，保持原方。

中医处方

内服 柴胡15g，黄芩5g，清半夏10g，党参10g，甘草5g，当归10g，川芎15g，白芍30g，白术15g，茯苓15g，泽泻15g，干姜10g，红枣30g，薏苡仁30g。

水煎服，日一剂，共七剂。

外用 复方尿素软膏2支。

按语

经方小柴胡汤应用甚广，几乎涵盖各个系统疾病，由柴胡、黄芩、干姜、半夏、人参、甘草、大枣组成，仲景《伤寒论》97条言其病机，"血弱气尽，腠理开，邪气因入，与正气相搏，结于胁下。正邪分争，往来寒热，休作有时，默默不欲饮食，脏腑相连，其痛必下，邪高痛下，故使呕也，小柴胡汤主之。服柴胡汤已，渴者属阳明也，以法治之"。"血弱气尽"，说明小柴胡汤证有正虚一面，"正邪分争"，说明正气尚可与邪气相搏，故小柴胡汤组方一方面用柴胡、黄芩清邪气，另一方面以人参、甘草、大枣顾护正气，顾护中土以抗邪。邪之所入便是邪之所出，湿疹表现为皮毛受病，调中必不可少。当归芍药散为调理气、血、水之方，通治全身气血水不调，为治痛经专方。小柴胡汤合当归芍药散，为女性体质调理专方，针对疲劳、水肿、黄褐斑、多汗等症状均有佳效。此病案除去湿疹之症，当需整体合参，经期易感冒，可看作"休作有时"，至于为何经期感冒，这是因为经期"血弱气尽，腠理开，邪气因入"，也可理解为"热入血室"，故此为小柴胡汤应用指征；痛经，腹部挛急，手足冷，《金匮要略》言"妇人腹中诸疾痛，当归芍药散主之"，为当归芍药散证，故以小柴胡汤合当归芍药散。又加薏苡仁一味，薏苡仁性微寒味甘淡，《本草从新·薏苡仁》云其"泻水所以益土，故健脾"。取其化湿之用。中药外洗方主要用于祛风、杀虫、止痒。半个月后患者复诊，此次已无痛经，湿疹亦有好转，可见此方非针对一症而设，而是针对病机用药，故诸症好转。患者经期疲乏，前额生粉刺，后期治疗又当顾护气血兼以托法治疗。

案例三

王某，女，23岁，2016年4月25日初诊。

主诉 周身皮肤痒，夜间痒甚，小腿、面部为甚。

现病史 患者周身皮肤痒，夜间痒甚，小腿、面部为甚。刻下症见肤温高，搔之出现红色斑丘疹，天热及食辛辣则痒甚，大便可，日1~2次，纳可，饭后犯困，眠差，多梦无汗，平素怕冷，食生冷则腹泻。月经周期35天，稍痛经，偶有黑色血块，口干，咽中痰堵感。舌暗红齿印，苔中后部黄浊腻。

中医诊断 湿疮。

中医证型 脾虚湿盛、血虚风燥证。

西医诊断 湿疹。

治法 养血疏风，健脾祛湿。

中药处方 党参10g，茯苓10g，苍术15g，白扁豆10g，何首乌15g，白蒺藜15g，黄芪15g，生地黄10g，赤芍10g，当归10g，川芎10g，炙甘草10g，荆芥10g，防风10g，薏苡仁20g，莲子肉10g。

水煎服，日一剂，共五剂。

患者服药三剂后，诉瘙痒较前大为改善，然肩背部仍易发作，嘱患者继续服用剩余两剂。

2016年5月5日二诊。

刻下症 已无瘙痒，舌苔黄浊退去。

嘱其清淡饮食，停用中药。

2017 年 5 月 9 日随访，得知患者 1 年来湿疹未再发作。

按语

参苓白术散为治疗脾虚湿盛腹泻常用方，只要出现脾虚便溏等表现，均可用之。当归饮子功用养血活血，祛风止痛。主治血虚有热，风邪外袭。当归饮子以滋养阴血为主，用于血虚之疹。患者周身红疹、瘙痒，食辛辣及天热加剧，此为阴血不足，化燥伤风所致。饭后犯困、食生冷食物腹泻则为脾气不足、阳虚表现；口干原因很多，综合病症分析，此口干为脾虚不能运化津液，致使津不上承所致；咽中痰堵感，则为脾虚不运，日久生痰；平素怕冷、痛经则为有寒表现，治疗此病当标本兼顾，其标为瘙痒，这是当务之急，当先解决，顾本为健脾渗湿。故拟方参苓白术散合当归饮子，方中白术改为苍术，苍术走表之力较白术强。皮肤瘙痒为血燥生风，故养血为主，佐以疏风，当归饮子以四物汤为底方，主以养血，稍加疏风药，如白蒺藜、荆芥、防风；疏风药又会伤阴耗血，所以疏风药的应用一是不可量大，二是中病即止。患者根本原因为脾虚，脾虚得以缓解，故 1 年后并未再发。

案例四

肖某，女，27 岁，2016 年 4 月 13 日初诊。

主诉 周身散在皮疹 1 周余。

现病史 患者周身散在皮疹 1 周余。刻下症见皮疹散在下腹、双腋下，瘙痒，腰酸痛，眠浅，疲劳但入睡困难，胃口佳，大便偏稀，近 2 日无。月经第一天痛经，少量血块，量可。末次月经 2016 年 3 月 24 日。舌淡胖，苔薄白，有瘀点，脉沉濡。

中医诊断 湿疮。

中医证型 脾虚湿蕴证。

西医诊断 湿疹。

治法 健脾渗湿止痒。

中药处方 白术 15g，薏苡仁 30g，地龙 3g，乌梢蛇 10g，党参 10g，茯苓 10g，苍术 15g，枳壳 10g，佩兰 10g，山药 10g。

水煎服，日一剂，共五剂。

2016 年 5 月 25 日二诊。

刻下症 瘙痒症状较前减轻，湿疹未再新发，脚踝、后背散在湿疹，劳累则耳鸣，时有腰痛。腰酸、眠浅，大便稀。舌淡胖，苔薄白，脉沉细数。

中药处方 白术 15g，薏苡仁 30g，乌梢蛇 10g，党参 10g，茯苓 10g，苍术

15g，枳壳 10g，佩兰 10g，山药 10g，五味子 10g，菟丝子 10g。

水煎服，日一剂，共五剂。

外用 消炎止痒霜 1 支。

2016 年 7 月 13 日三诊。

刻下症 足部遗留少许瘙痒，皮损基本痊愈，近期有咯少许白痰，自觉疲劳，纳呆，二便尚调，稍头痛，手足心热，乳房胀痛。月经有血块，量少，末次月经 2016 年 7 月 6 日。舌淡，苔剥脱，脉沉细。

中药处方 吴茱萸 5g，桂枝 5g，川芎 15g，当归 15g，白芍 15g，牡丹皮 15g，法半夏 15g，麦冬 30g，党参 30g，甘草 15g，阿胶 10g（烊服）。

水煎服，日一剂，共五剂。

三诊后患者未再复发，2017 年 7 月 13 日电话随访，患者诉 1 年来坚持跑步，湿疹未再发。

按语

本案患者就诊时皮损未见水疱渗液，而里证见大便稀而难解，舌质淡胖而脉沉，可见其脾虚而升发乏力，以至于湿邪困于里而不去，以里湿为主。腰酸痛为湿邪阻滞于下部所致，且疲倦亦可证其脾气不足。脾阳不升而胃气亦不能降，阳不能入阴，故虽疲倦而仍难入睡。痛经、少量血块，舌有瘀点是血瘀之象。证属脾虚湿瘀，故以健脾化湿、活血通络为治则，以二术健脾化湿，配合党参、山药益气补脾，薏苡仁及茯苓性味甘淡渗利湿邪，佩兰芳香化湿，枳壳降胃气。

方中还用了虫类药地龙、乌梢蛇以搜风通络止痒，针对顽固性皮肤瘙痒均可用之。李可老中医治疗顽固性皮肤病曾立方乌梢蛇荣皮汤，方中便重用乌梢蛇一药，言："乌蛇肉一味，归纳各家本草学论述，味甘咸，入肺脾二经，功能祛风通络、止痉。治皮毛肌肉诸疾，主诸风顽癣、皮肤不仁、风瘙隐疹、疥癣麻风、白癜风、瘰疬恶疮、风湿顽痹、口眼歪斜、半身不遂，实是一切皮肤顽症特效药。又据现代药理研究证实，乌梢蛇含多种微量元素，多种维生素、蛋白质，营养丰富，美须发，驻容颜，延年益寿。诸药相合，可增强体质，旺盛血行，使病变局部气血充盈，肌肤四末得养，则病愈。"尤其对于脾虚而瘙痒明显的患者，乌梢蛇能通能补，故止痒效佳。

同时，本案患者虽然大便偏稀，但总体治法仍以健脾渗湿为主，以引湿邪下行，以其胃纳可，可判断中气尚佳，既然湿流于下，便因势利导，不必一见便稀便云固涩。二诊时湿疹得以控制，未再新发，但仍有少许瘙痒，加用院内中药制剂消炎止痒霜外用止痒。三诊中，患者主要困扰为疲劳，手足心热，月经量少，考虑治"手掌烦热"的温经汤证，故予温经汤治疗。

本案患者脾虚之象明显，以至于湿邪深困于里，故以健脾为主，祛湿为辅，因湿盛而无热，故基本不用寒药。湿疹以下肢为主，而且有下趋之势，故顺势治以淡渗利湿之法。

（摘自：卢传坚. 湿疹[M]. 北京：科学出版社，2021.）

案例五

周某，女，38 岁，2017 年 6 月 28 日初诊。

主诉　双手指瘙痒，脱皮，少量皮屑，渗液 2 周。

现病史　患者双手指瘙痒，脱皮，少量皮屑，渗液 2 周。诉每年春夏交际时均会发作，每次均自涂药膏（具体不详）而好转，此次加重，遂来就诊。刻下症见口干，饮水多，大便可，多汗，腹部膨隆，无压痛。舌淡，苔厚腻，脉沉细。

中医诊断　湿疮。

中医证型　脾胃虚弱证。

西医诊断　湿疹。

治法　调理脾胃。

中药处方　法半夏 25g，黄连 5g，黄芩 15g，干姜 5g，甘草 30g，党参 30g，黑枣 15g，徐长卿 15g，白鲜皮 15g，生地黄 30g。

水煎服，日一剂，共五剂。

外用　消炎止痒霜 1 支，复方尿素软膏 1 支。

2017 年 7 月 5 日二诊。

刻下症　手指皮肤较前光滑，已无皮屑，无渗液，无瘙痒，皮损明显好转，苔薄腻。

效不更方，予原方续服五剂。

中药处方　法半夏 25g，黄连 5g，黄芩 15g，干姜 5g，甘草 30g，党参 30g，黑枣 15g，徐长卿 15g，白鲜皮 15g，生地黄 30g。

水煎服，日一剂，共五剂。

按语

本案患者的湿疹发作有一定的季节性，春夏阳热浮动时便开始发作，考虑当为外界变化引动体内湿热趋于体表所致。然而皮损虽见渗液亦伴脱屑，而一般症状中仅口干多饮稍显热象，其纳、眠、二便均未见明显异常，且其舌淡而脉沉细又为一派里虚之征。其苔厚腻显然有湿浊堆积于里，其腹部虽胀但压之无不适，可见湿之生成非因里实结聚，而是中土运化失常，当调升降而运脾胃，通过"补土"而化湿。这一症状也很容易令人联想到"心下痞，按之濡"，故用甘草泻心汤辛开苦降以治之。

甘草泻心汤为仲景名方之一，《伤寒论》158 条中云："伤寒中风，医反下之，其人下利日数十行，谷不化，腹中雷鸣，心下痞硬而满，干呕，心烦不得安。医见心下痞，谓病不尽，复下之，其痞益甚。此非结热，但以胃中虚，客气上逆，故使硬也。甘草泻心汤主之。"此正对应于本案中，患者虽腹胀但主观感觉不明显，无压痛且大便亦无干结，可见此非里燥实或热实，乃"胃中虚"，胃中逆气不降故使之。

甘草泻心汤为调理脾胃常用方，方中干姜及甘草、大枣温补脾阳，再以黄连、黄芩配合法半夏以降胃气之逆，脾气得升而胃得降，故中焦堆积不运之湿得化。因本案发于体表而皮肤瘙痒，故再加白鲜皮、徐长卿以疏风透疹止痒，其皮损已有脱屑，并加生地黄以补阴津之不足。服药五剂后患者皮损即大为缓解，其舌苔亦转薄腻。守方续服以巩固疗效。

从整体上看，本案之湿虽发于体表，然而渗液不多，再加上中焦腹胀、口干等见症较为明显，可见其湿仍源于里，尤以升降失调为突出矛盾，故以甘草泻心汤调和脾胃，则因此而停滞的湿邪自去。由患者舌淡而脉沉细可见其脾虚程度较重，故方中甘草、党参用量远大于黄连、黄芩，重于升脾而轻于降胃，乃是根据脾胃升降失常的一种灵活调整。

（摘自：卢传坚. 湿疹[M]. 北京：科学出版社，2021.）

第五章　补土理论治疗特应性皮炎案例

案例一

患者[2]，女，3岁。

主诉　四肢散在红斑、干燥脱屑伴瘙痒3年。

现病史　患者出生后不久，四肢出现红斑、丘疹，伴渗液，久之皮肤干燥，脱屑，瘙痒剧烈。曾在外院多次治疗，效果不显。手背、腘窝及肘窝等多处皮肤有融合性斑丘疹、脱屑、苔藓化，伴抓痕、结痂。纳可，眠较差，烦躁，二便调。舌淡尖红，苔薄白，脉濡数。患儿母亲有过敏性鼻炎病史。

中医诊断　四弯风。

中医证型　脾虚心火旺证。

西医诊断　特应性皮炎。

治法　健脾清心，祛风止痒。

中药处方　太子参10g，茯苓10g，白术10g，薏苡仁15g，山药10g，灯心草15g，淡竹叶10g，珍珠粉3g（冲服），白鲜皮12g，生地黄10g，钩藤10g，甘草3g。

水煎服，日一剂，共七剂。

外用　润肤保湿剂外用于干燥皮肤处。

二诊。

刻下症　患者皮损明显好转，红斑颜色变暗，瘙痒减轻，全身皮肤仍干燥。原方去生地黄，加防风10g。

中药处方　太子参10g，茯苓10g，白术10g，薏苡仁15g，山药10g，灯心草15g，淡竹叶10g，珍珠粉3g（冲服），白鲜皮12g，钩藤10g，甘草3g，防风10g。

此后每周复诊，中药治法不变，病情逐渐好转，治疗2个月后瘙痒明显减轻，继续口服中药半年，其间随访无复发。

按语

在特应性皮炎的病程中，心火脾虚交织互见，虚实错杂。心脾两脏在特应性皮炎的发病过程中处于首要地位，在发作期与缓解期两脏相互交替起主导作用的同时，母病及子、子病传母，形成恶性循环。阴血不足，肌肤失养，病程日久反复，心火耗伤元气，脾虚气血生化乏源，或湿热耗气伤津，致阴血不足，肌肤失去濡养。"培土清心法"治疗特应性皮炎正是基于上述"心脾偏胜理论"而提出的基本治法，清心的目的贵在培土，培土清心方由太子参、茯苓、白术、甘草补益中土；灯心草、钩藤、淡竹叶、珍珠母清心安神，白鲜皮祛风止痒，立方用药既有四君子汤之中正平和、健脾培土之义，又有导赤散之清心导赤、泄邪从下之功。全方紧扣病机，轻灵平正，清而不伤正，养而不留邪，共奏培土清心，祛风止痒之功。

（摘自：孙晓冬. 陈达灿教授从心脾论治特应性皮炎经验[J]. 中国中西医结合皮肤性病学杂志，2006（1）：55-56.）

案例二

欧阳某[3]，女，6岁，2016年1月19日初诊。

主诉　全身反复多形性皮疹伴瘙痒5年。

现病史　出生后2个月时先于颜面部出现红斑，随后皮疹扩散至躯干、四肢，瘙痒甚，曾先后在外院诊断为"湿疹"，给予内服外用药物治疗，病情时好时差，反复发作，前来要求中医治疗。颜面、躯干、四肢散在红斑，其中肘窝、腘窝处皮肤肥厚，瘙痒甚，胃纳可，时有腹痛（脐周部位），二便调，睡眠差，舌淡，边尖红，苔白，脉细。本人有过敏性鼻炎病史。

中医诊断　四弯风。

中医证型　脾虚心火证。

西医诊断　特应性皮炎。

治法　培土清心。

中药处方　太子参10g，茯苓10g，白术10g，薏苡仁15g，连翘10g，灯心花0.3g，淡竹叶10g，钩藤10g，羚羊角骨7g（先煎），金银花10g，陈皮3g，龙齿15g（先煎），甘草3g。

水煎服，日一剂，共七剂。

外用　润肤保湿剂外用于干燥皮肤处。

2016年1月26日二诊。

刻下症　瘙痒及睡眠较前改善，自诉平时手足怕冷，上方去灯心花，加肉苁蓉5g，服药7天。

中药处方　太子参10g，茯苓10g，白术10g，薏苡仁15g，连翘10g，淡竹叶10g，钩藤10g，羚羊角骨7g（先煎），金银花10g，陈皮3g，龙齿15g（先煎），甘草3g，肉苁蓉5g。

水煎服，日一剂，共七剂。

2016年2月2日三诊。

刻下症　躯干、上肢部分皮疹消退，无腹痛不适感，胃纳差，上方去钩藤、陈皮，加鸡内金 10g，大枣 10g（去核）。

中药处方　太子参 10g，茯苓 10g，白术 10g，薏苡仁 15g，连翘 10g，淡竹叶 10g，羚羊角骨 7g（先煎），金银花 10g，龙齿 15g（先煎），甘草 3g，肉苁蓉 5g，鸡内金 10g，大枣 10g（去核）。

水煎服，日一剂，共二十一剂。

2016 年 2 月 23 日四诊。

刻下症　皮疹大部分消退，瘙痒轻微，睡眠较前好转，胃纳可，手足温，无冷感，上方去肉苁蓉、鸡内金，加防风 10g 祛风止痒，继续巩固疗效。

中药处方　太子参 10g，茯苓 10g，白术 10g，薏苡仁 15g，连翘 10g，淡竹叶 10g，羚羊角骨 7g（先煎），金银花 10g，龙齿 15g（先煎），甘草 3g，大枣 10g（去核），防风 10g。

按语

陈达灿教授认为脾虚心火为特应性皮炎的核心病机，发作期表现为心烦、失眠、皮疹鲜红，舌尖红，特别是心火偏亢明显。在临床上部分患者除有脾虚心火的表现外，还兼有肾阳不足的表现，成年患者尤其多见，在慢性期常表现为皮疹日久，疹色暗淡，干燥脱屑，面色苍白，眼圈发黑，四肢不温，或兼有哮喘，或伴有耳鸣、腰酸等症，舌胖淡，苔白，脉沉细或沉弱，此皆为肾虚之征。陈教授在治疗这类患者时，常加用温阳之品，意在补火生土，常用药物为肉苁蓉，其味酸、咸，性温，质地油润，既能补肾阳，又无燥性，疗效可明显增强，对于小儿患者，因"阳常有余"，故需中病即止。

（摘自：刘俊峰，莫秀梅. 陈达灿[M]. 北京：中国医药科技出版社，2019：74-83.）

案例三

劳某[4]，男，4.5 岁，2018 年 7 月 21 日初诊。

主诉　颈部、四肢、躯干等处皮肤红斑、丘疹 2 年余，加重 1 周。

现病史　患儿颈部、四肢、躯干等多处皮肤红斑丘疹，部分融合成片，以颈部及四肢屈侧尤甚，伴少许糜烂渗出、抓痕、血痂，全身皮肤较干燥，瘙痒日久。平素汗多，纳可，夜间因瘙痒难以入睡，大便日解 1 次，质稀烂，舌淡，苔滑腻，脉细滑。

中医诊断　四弯风。

中医证型　脾虚湿困证。

西医诊断　特应性皮炎。

治法　健脾祛湿。

中药处方 禤氏小儿特应性皮炎方加减。白术 10g，茯苓 5g，薏苡仁 5g，芡实 5g，北沙参 10g，麦冬 5g，布渣叶 5g，百合 5g，防风 5g，徐长卿 5g，白鲜皮 5g，地肤子 5g，浮小麦 5g，糯稻根 5g。

共七剂，水煎服，日一剂，复煎，分两次服。

另予盐酸赛庚啶片 1mg，每日两次。

外用 四黄消炎洗剂（广东省中医院院内制剂）湿敷，复方尿素软膏涂擦患处。

嘱其减少外出，避免剧烈运动，尽量待在阴凉的环境中。

2018 年 8 月 3 日二诊。

刻下症 皮疹逐渐融合，颜色变暗变淡，干燥无渗出，后背部可见少许干燥性丘疹、斑块，全身皮肤干燥情况较前改善，瘙痒减轻，服药后出汗明显减少，纳眠可，二便正常。舌淡，苔薄白，脉细滑。

于原方基础上去白鲜皮、地肤子、白术，北沙参加量至 15g，另加葛根 5g、生地黄 5g，太子参 10g。共十四剂。嘱其停用外用湿敷，只用药膏外涂皮疹处。

2018 年 8 月 24 日二诊。

刻下症 症状明显好转，现见四肢屈侧、颈部遗留少许色素沉着，后背部皮疹大部分消退，全身皮肤干燥状况好转，现自觉瘙痒不明显，纳眠可，二便调，舌淡，苔薄白，脉细。

原方去浮小麦、糯稻根。再予七剂，进一步巩固治疗，嘱其停用盐酸赛庚啶片。

2018 年 9 月 6 日四诊。

刻下症 患儿症状进一步好转，服药后四肢、躯干处皮疹均已消退，遗留片状色素沉着，皮肤干燥脱屑情况消失，近 1 周未觉瘙痒，纳眠可，二便可，出汗情况正常，淡红，苔薄白，脉细。

嘱其停止使用外用药，再予原方四剂，嘱其注意日常调护，四剂后停药随访，至今皮疹未再发作。

按语

禤老认为儿童发此病，先天胎毒遗热固然重要，但还应结合小儿的生理特点。小儿"脾常不足""肺常不足"。脾胃不足，运化失司，湿邪食积停滞，日久化热，再与体内先天胎毒相结，加之感受外邪，溢于皮肤之上则发为疮，治疗常采用茯苓、白术、薏苡仁、芡实、太子参健脾祛湿、益气固表，兼用祛风止痒、养阴生津药物。小儿具有"肺常不足"的生理特点，卫外不固，易于感受外邪，加重或诱发特应性皮炎反复发作，脾为肺之母，虚则补其母，除了补脾的药物之外，配合北沙参、百合等滋补肺胃之阴的药物来培土生金。儿童特应性皮炎的治疗，最根本的是固护脾胃，脾胃功能恢复，皮肤问题可迎刃而解。

（摘自：杜泽敏，熊述清，官莹玉，等. 国医大师禤国维治疗儿童特应性皮炎经验[J]. 中医学报，2020，35（1）：95-98.）

案例四

高某[5]，女，5岁，1997年8月12日初诊。

主诉 躯干四肢反复起皮疹伴瘙痒5年。

现病史 患儿1岁时患湿疹，5年来时轻时重，缠绵未愈。面部皮肤经常粗糙、不光泽，瘙痒不休，平素大便先干后稀，常不成形，纳食差，面黄。诊查：面部皮肤粗糙，双侧外耳结黄色痂皮，颈部、四肢、躯干均可见散在丘疹、血痂及融合成片的脱屑斑块，轻度肥厚。舌质淡，苔白，边有齿痕，脉缓。

中医诊断 四弯风。

中医证型 脾虚湿滞，肌肤失养证。

西医诊断 特应性皮炎。

治法 健脾除湿消导，润肤止痒。

中药处方 白术6g，枳壳6g，薏苡仁10g，黄芩6g，马齿苋10g，白鲜皮10g，焦槟榔6g，苦参6g，焦三仙10g，甘草6g。

水煎服，日一剂。

外用 5%黑豆馏油软膏、黄连膏各半混匀局部外用。

二诊。

刻下症 服上方七剂，皮疹大部分变平，四肢屈侧残留少许肥厚。皮疹仍痒，面部已恢复正常。

继前方去黄芩、甘草，加当归6g、赤芍6g，继服十四剂。

三诊。

刻下症 皮肤基本恢复正常，无瘙痒感。

再以小儿香橘丹调理，巩固疗效。

按语

本病例患者由婴儿期病情缠绵不愈迁延而来，发病日久，血虚化燥，肌肤失养，在用药中既重视健脾消导治本，同时佐以当归、赤芍养血润肤之品，并以黄芩、白鲜皮、苦参清热除湿治标。病情好转后继续以小儿香橘丹健脾和胃，除湿导滞，巩固疗效，减少复发，充分体现出通过补土以达治病求本的思想。

（摘自：娄卫海，周垒，刘蠡. 张志礼皮肤病临证笔谈[M]. 北京：北京科学技术出版社，2016：116-119.）

第六章 补土理论治疗荨麻疹案例

案例一

张某[6]，男，3.5 岁，2009 年 8 月 18 日初诊。

主诉 全身反复风团伴瘙痒 8 月余。

现病史 8 个多月前无明显诱因全身出现风团伴瘙痒，外院诊断为慢性荨麻疹，曾服用抗组胺类药物治疗后病情好转，停药后病情反复。刻下症：躯干、四肢散在少许红色风团。纳差，眠可，二便调。舌淡，尖红，苔薄白，脉濡。专科检查：躯干、四肢散在少许红色风团。

中医诊断 瘾疹。

中医证型 脾虚火旺，卫表不固证。

西医诊断 慢性荨麻疹。

治法 健脾清心，祛风止痒。

中药处方 太子参 15g，白术 10g，茯苓 7g，连翘 7g，淡竹叶 7g，防风 7g，紫苏叶 5g，柴胡 7g，鱼腥草 7g，白鲜皮 7g，五味子 7g，甘草 3g。

水煎服，日一剂，共七剂。

2009 年 8 月 25 日二诊。

刻下症 服上方七剂后无新发风团，胃纳改善，上方去柴胡，太子参加至 25g，加强益气固表之功。

中药处方 太子参 25g，白术 10g，茯苓 7g，连翘 7g，淡竹叶 7g，防风 7g，紫苏叶 5g，鱼腥草 7g，白鲜皮 7g，五味子 7g，甘草 3g。

水煎服，日一剂，共七剂。

继服七剂后随访 2 个月未复发。

按语

本患者为小儿，荨麻疹反复发作，就诊时见风团色红，伴胃纳差，舌尖红，证属中土脾胃气虚，心火旺，卫表不固，治以培土清心，祛风止痒，方中白术、茯苓、太子参培补中土以益气固表，苏叶、防风、白鲜皮、柴胡祛风止痒，连翘、淡竹叶清心火，诸药合用共奏培土清心、祛风止痒之功，用治小儿慢性荨麻疹恰能针对病机，理法相符，故疗效甚佳。

（摘自：刘俊峰，黄业坚，陈达灿. 陈达灿治疗慢性荨麻疹经验[J]. 中医杂志，

2010，51（5）：402-403.）

案例二

兰某[6]，女，30 岁，2009 年 9 月 8 日初诊。

主诉 全身风团反复伴瘙痒半年余。

现病史 半年多前无明显诱因全身出现风团伴瘙痒，曾间断口服抗过敏药物可控制，停药反复。风团易于每日上午 8 时左右反复，平素嗜食辛辣厚味之品。刻下症：体倦身重，时有腹胀腹痛不适感，大便偏稀，小便调，眠可。舌红，苔微黄腻，脉数。专科检查：皮肤划痕症（+）。

中医诊断 瘾疹。

中医证型 胃肠湿热证。

西医诊断 慢性荨麻疹。

治法 清脾和胃，清热化浊，祛风止痒。

中药处方 白术 15g，炒黄连 10g，苏梗 10g，鱼腥草 15g，白鲜皮 15g，防风 15g，白蒺藜 15g，徐长卿 15g，柴胡 15g，牡蛎 30g，甘草 5g。

水煎服，日一剂，共七剂。

2009 年 9 月 17 日二诊。

刻上症：服上方七剂后未见新的风团出现，胃部无不适感，大便调，上方去炒黄连，加太子参 10g，加强益气固表之功，巩固疗效。

中药处方 白术 15g，苏梗 10g，鱼腥草 15g，白鲜皮 15g，防风 15g，白蒺藜 15g，徐长卿 15g，柴胡 15g，牡蛎 30g，甘草 5g，太子参 10g。

按语

患者辨证属于胃肠湿热型，方中白术、炒黄连、苏梗和胃化浊，鱼腥草、白鲜皮清热解毒利湿，鱼腥草兼有利尿之功，使湿热之邪从小便而出，早 8 时（辰时）为足阳明胃经所主，子午流注时间辨证与脏腑辨证相符合，与胃肠相关，故以炒黄连加重清利胃肠湿热之功，黄连采用炒制品降低其寒性，减少对机体阳气的克伐；防风、白蒺藜、柴胡、徐长卿祛风止痒；后期白术、太子参配伍培土，重在益气健脾，标本兼治。

（摘自：刘俊峰，黄业坚，陈达灿. 陈达灿治疗慢性荨麻疹经验[J]. 中医杂志，2010，51（5）：402-403.）

案例三

患者[7]，女，25 岁，1980 年 10 月初诊。

主诉 周身反复发作瘙痒性风团 1 年余。

现病史　慢性荨麻疹病史1年余。刻下症：怕冷，服凉食则胃脘疼痛，遇冷则痒重，起风团，或晚上风团发作严重，脉浮滑，舌淡。

中医诊断　瘾疹。

中医证型　脾气虚证。

西医诊断　慢性荨麻疹。

治法　补气健脾。

中药处方　人参归脾丸。人参3g，麸炒白术、茯苓、蜜炙甘草、蜜黄芪、当归、木香、远志各9g，龙眼肉、炒酸枣仁各15g，生姜3片，大枣9枚。

上药以蜂蜜为辅料制丸。早晚各服1丸，连续服用1个月而愈。

按语

脾主运化，是气血生化之源，为后天之本。本例患者久病及脾，中土虚弱，运化失司，复感风邪，故表现为怕冷，服凉食则胃脘疼痛，遇冷则痒重，起风团，或晚上风团发作严重，脉浮滑，舌淡。辨证为脾气虚。边老治以人参归脾丸，以人参、蜜黄芪、麸炒白术、蜜炙甘草四味药为主要药对，以大队甘温之品培补中土，补脾益气以生血，使气旺而血生；当归、龙眼肉补血养心；茯苓、炒酸枣仁、远志宁心安神；木香辛香而散，理气醒脾，与大量益气健脾药配伍，复中土运化之功，又能防大量益气补血药滋腻碍胃，使补而不滞，滋而不腻；生姜、大枣调和脾胃，疏散风寒，以资化源。全方气血并补，但重在补气，意为气为血之帅，气旺则血自生，共奏益气补血、健脾之功。

（摘自：杜晓霜，倪海洋. 边天羽教授治疗慢性荨麻疹的经验[J]. 广西中医药，2018，41（5）：50-51.）

案例四

黄某，女，34岁，2009年2月18日初诊。

主诉　全身反复起风团伴瘙痒1年。

现病史　患者1年前行输卵管再通术，予左氧氟沙星抗炎后出现全身起风团伴瘙痒，曾到外院就诊，诊断为"荨麻疹"，给予抗过敏药物治疗（具体不详），症状可缓解，停药后风团反复，之后辗转多家医院，病情反复难愈，风团、瘙痒遇冷加重。刻下症：神清，精神可，全身散在淡红色风团，瘙痒，遇冷加重，胃脘偶有不适，纳眠一般，小便调，大便烂，舌淡暗，有齿痕，苔薄黄，脉缓。

中医诊断　瘾疹。

中医证型　脾胃虚弱，卫气不固证。

西医诊断　荨麻疹。

治法　益气固表，祛风止痒。

中药处方　黄芪15g，白术15g，防风15g，紫苏叶15g，徐长卿15g，牡丹皮 15g，生地黄 15g，乌梅 15g，五味子 15g，珍珠母 30g（先煎），延胡索 15g，浙贝母 15g，海螵蛸 30g。

共七剂，日一剂，水煎服。

赛庚啶片、祛风止痒片，口服。

2009 年 3 月 2 日二诊。

刻下症 风团少许反复，瘙痒减轻，胃脘无明显不适，大便好转，纳眠可。舌淡暗，有齿印，苔微黄腻，脉缓。

改五味子为绵茵陈以清湿热，继服。

2009 年 3 月 16 日三诊。

刻下症 停药后反复，大便稀烂，纳眠可。舌淡暗，有齿印，苔微黄腻，脉缓。停药后复发，大便烂为脾胃气虚，卫外不固。

上方去珍珠母，加陈皮 15g 理气健脾，黄芪加至 20g，以增强健脾益气固表之力。

2009 年 3 月 30 日四诊。

刻下症 用药后发作次数减少，瘙痒减轻，胃无不适，大便偏烂，纳眠可。舌淡暗，苔薄微黄，脉缓。

上方加薏苡仁 20g 健脾祛湿。

利湿止痒片，口服。

2009 年 4 月 14 日五诊。

刻下症 风团无发作，无瘙痒感。有腹胀、便稀。

上方改薏苡仁为木棉花 15g，加强利湿之功，改陈皮为厚朴 15g，加强理气行滞之功。

2009 年 4 月 28 日六诊。

刻下症 皮疹无反复，无瘙痒感。大便成形，腹胀不适缓解。

上方去厚朴继续巩固治疗。

按语

慢性荨麻疹反复发作日久，内因是正气不足，卫外不固，易受外邪侵袭，邪正相争，正不胜邪而发病。荨麻疹反复发作，正气不足主要归责为脾肺气虚。脾为后天之本、气血生化之源，脾为肺之母，脾虚气血生化乏源则易致肺气虚，肺主皮毛，卫外不固则邪气乘虚而入；脾虚水湿运化失职，湿邪内生，并与外邪相合，湿性黏腻，病情缠绵。治以玉屏风散健脾益气固表为主，兼以祛风止痒之品，在复诊的过程配伍使用健脾祛湿、理气健脾等药物，患者皮肤的表现和胃肠不适感均得以好转，从而也体现出从脾胃论治荨麻疹的重要性。

第七章　补土理论治疗带状疱疹案例

案例一

刘某，女，56 岁，2019 年 4 月 23 日初诊。

主诉　右侧腰腹部红斑、簇状水疱、丘疱疹伴疼痛 3 天。

现病史　患者 3 天前因劳累后出现右侧腰腹部皮肤起红斑、簇状水疱、丘疱疹，伴阵发性针刺样疼痛，自行服用板蓝根颗粒，涂红霉素软膏，症状进行性加重。现疼痛明显，影响睡眠，口淡不渴，纳差，大便黏滞不畅。舌暗淡，舌下络脉迂曲，舌体略胖大，苔白厚腻，脉濡。查体：右侧腰腹部带状分布红斑、簇状水疱、丘疱疹，未超过中线，尼科利斯基征阴性。

中医诊断　蛇串疮。

中医证型　脾虚湿瘀证。

西医诊断　带状疱疹不伴有并发症。

治法　健脾渗湿，化瘀止痛。

中药处方　茯神 15g，山药 20g，白术 10g，陈皮 10g，薏苡仁 20g，桔梗 10g，香附 15g，醋延胡索 15g，枳壳 10g，桃仁 10g，甘草 10g。

水煎服，日一剂，共七剂。

同时予泛昔洛韦片口服。

外用　阿昔洛韦软膏和夫西地酸软膏外用。三黄洗剂外洗。

2019 年 4 月 30 日二诊。

刻下症　药后疼痛明显减轻，少许瘙痒，大部分水疱结痂，皮肤仍潮红，饮食一般，睡眠可，大便溏，小便正常。舌暗淡，舌下络脉迂曲，舌体略胖大，苔白腻，脉濡。查体：右侧腰腹部带状分布红斑，见暗红色疱疹及部分黑痂，未超过中线。

中药处方　茯苓 15g，山药 20g，白术 10g，陈皮 10g，桔梗 10g，香附 15g，醋延胡索 15g，枳壳 10g，桃仁 10g，徐长卿 15g，防风 10g，地肤子 10g，甘草 10g。

水煎服，日一剂，共七剂。

继续予泛昔洛韦片口服。

外用　阿昔洛韦软膏和夫西地酸软膏外用。消炎止痒洗剂外洗。

2019 年 5 月 7 日三诊。

刻下症 药后患者疼痛消失，无明显瘙痒，纳眠可，大便稍稀，顺畅，小便正常。舌暗淡，舌下络脉迂曲，舌体略胖大，苔白，中根部稍腻，脉濡。查体：右侧腰腹部带状分布色素沉着，皮肤稍红。上方去徐长卿、地肤子、防风，加黄芪、莲子。

中药处方 黄芪 20g，茯苓 15g，山药 20g，白术 10g，莲子 20g，陈皮 10g，延胡索 15g，香附 15g，桔梗 10g，枳壳 10g，桃仁 10g，甘草 10g。

水煎服，日一剂，共七剂。

按语

患者以单侧腰腹部红斑、水疱、疼痛为主症，属于带状疱疹。此患者口淡不渴，纳差，舌体略胖大，苔白厚腻，乃脾虚运化失职；水湿下注肠道，故大便黏滞不畅；濡脉主虚证和湿困；舌暗，舌下络脉迂曲，是瘀血之征象。根据症状体征，辨证属脾虚湿瘀，治疗需健脾渗湿，化瘀止痛。

案中首诊方为参苓白术散加减，该方益气健脾，渗湿止泻，是治疗脾虚湿盛证的代表方剂。《医方考·脾胃门》记载："脾胃虚弱，不思饮食者，此方主之……是方也，人参、扁豆、甘草，味之甘者也；白术、茯苓、山药、莲肉、薏苡仁，甘而微燥者也；砂仁辛香而燥，可以开胃醒脾；桔梗甘而微苦，甘则性缓，故为诸药之舟楫，苦则喜降，则能通天气于地道矣。"香附疏肝解郁、理气调中，枳壳行气开胸，宽中除胀，醋延胡索活血行气止痛，桃仁活血祛瘀，诸药合用，共奏健脾祛湿，行气活血止痛之功。

药后患者疼痛明显减轻，水疱结痂，睡眠可，大便仍稀，胃纳不佳，改茯神为茯苓，加强健脾利水渗湿之功，有少许瘙痒，徐长卿、防风、地肤子祛风止痒。三诊患者疼痛、瘙痒皆无，大便稍稀，结合舌脉，去徐长卿、防风、地肤子，加黄芪补气健脾，《本草经解·草部·黄芪》曰"人身之虚，万有不齐，不外乎气血两端。黄芪气味甘温，温之以气，所以补形不足也；补之以味，所以益精不足也"。

案例二

陈某，男，46 岁，2019 年 4 月 21 日初诊。

主诉 左腰背、季肋、上腹部疼痛 1 周，起丘疹水疱 1 天。

现病史 患者 1 周前无明显诱因出现左腰背、季肋、上腹部疼痛，在当地医院查肝胆彩超未发现异常，医生建议皮肤科就诊，患者回家后自行用热毛巾外敷疼痛稍缓解，1 天前皮肤起红斑、水疱。现仍疼痛，平素喜油腻、甜食，食少易腹胀，常觉口中黏腻感，疲倦，大便稀烂，小便清长，舌淡胖，边有齿痕，苔白腻，脉沉细。查体：左腰背、季肋、上腹部带状红斑、密集的丘疱疹，疱液清亮，未超过中线。

中医诊断　蛇串疮。

中医证型　脾虚湿盛证。

西医诊断　带状疱疹不伴有并发症。

治法　健脾化湿。

中药处方　五指毛桃 20g，茯苓 15g，薏苡仁 30g，白扁豆 15g，佩兰 10g，藿香 15g，延胡索 15g，两面针 15g，三七片 6g，白芍 15g，甘草 5g，泽泻 15g。

水煎服，日一剂，共七剂。

同时予泛昔洛韦片，甲钴胺胶囊口服。

外用　入地金牛酊。

2019 年 4 月 28 日二诊。

刻下症　药后患者症状明显缓解，少许疼痛，水疱干枯结痂，纳眠可，大便稍稀，小便可，舌淡胖，边有齿痕，苔薄白，脉沉细。查体：上述部位皮肤淡红，少许黑痂，无渗液。

中药处方　五指毛桃 20g，茯苓 15g，薏苡仁 30g，布渣叶 15g，白术 15g，白扁豆 15g，延胡索 15g，两面针 15g，三七片 6g，白芍 15g，甘草 5g。

水煎服，日一剂，共七剂。

同时予泛昔洛韦片、甲钴胺胶囊口服。

2019 年 5 月 6 日三诊。

刻下症　药后患者无疼痛，纳眠可，二便调。舌淡胖，边有齿痕，苔薄白，脉沉细。查体：上述部位皮肤色素沉着。

中药处方　五指毛桃 20g，白术 15g，茯苓 15g，薏苡仁 30g，布渣叶 15g，白扁豆 15g，陈皮 10g，白芍 15g，甘草 5g。

按语

患者就诊时已疼痛 1 周，皮肤起红斑、水疱 1 天，患者因疼痛到内科就诊，肝胆彩超无明显异常，遂自行回家，直到皮肤起红斑、水疱，才至皮肤科就诊。患者平素多食油腻、甘甜的食物，影响脾的运化功能，致水湿内停则大便稀烂；湿阻中焦，清阳不升，故常感疲倦；脾虚则食少腹胀，口中黏腻感；舌淡胖，边有齿痕，苔白腻，脉沉细，皆为脾虚湿盛之象。治宜健脾化湿。

方中五指毛桃又称"南芪"，具有补气养阴之效，适于岭南地区的人群使用，补气而不过于温燥，茯苓、薏苡仁健脾利水渗湿，白扁豆健脾化湿，泽泻利水渗湿，佩兰、藿香芳香化湿以祛浊，延胡索、两面针、三七片活血行气止痛，白芍养血敛阴、缓急止痛，诸药合用，既可健脾淡渗利湿以治本，又能芳香化湿、活血行气止痛以治标。

药后患者疼痛明显减轻，舌苔薄白，内湿得化，去藿香、佩兰，加布渣叶、白术、陈皮加强燥湿健脾之力。

案例三

陈某，女，41 岁，2019 年 4 月 20 日初诊。

主诉　左侧耳廓下方、肩膀、胸前起丘疹、水疱 1 周伴疼痛。

现病史　1 周前患者左侧耳廓下方、肩膀、胸前起丘疹、水疱，伴疼痛，饮食可，睡眠差，平素胸闷、喜太息，腹痛欲便，排便不爽，舌淡，苔薄，脉弦细。查体：在上述部位呈带状分布的皮疹，有密集的水疱、糜烂、结痂。

中医诊断　蛇串疮。

中医证型　肝郁脾虚证。

西医诊断　带状疱疹不伴有并发症。

治法　健脾疏肝。

中药处方　柴胡 10g，白芍 15g，川芎 10g，枳壳 10g，陈皮 10g，香附 15g，炒白术 15g，薏苡仁 20g，茯苓 15g，煅龙骨（先煎）30g，泽泻 15g，车前草 15g，甘草 5g。

水煎服，日一剂，共七剂。

同时予泛昔洛韦片、甲钴胺胶囊口服。

2019 年 4 月 28 日二诊。

刻下症　用药后病情好转，上述部位皮疹基本已结痂，无疼痛，纳眠可，大便较烂，小便调，舌暗淡，苔薄白，脉弦细。

中药处方　柴胡 10g，白芍 15g，川芎 10g，枳壳 10g，陈皮 10g，香附 15g，炒白术 15g，薏苡仁 20g，茯苓 15g，煅龙骨（先煎）30g，甘草 5g。

水煎服，日一剂，共七剂。

外用　予消炎止痒乳膏。

2019 年 5 月 6 日三诊。

刻下症　无明显瘙痒，无疼痛，纳眠可，大便较烂，小便调，舌暗淡，苔薄白，脉弦细。查体：上述部位皮肤色素沉着。

中药处方　逍遥丸、归脾丸口服。

按语

患者以左侧耳廓下方、肩膀、胸前起丘疹、水疱、疼痛为主，辨病属带状疱疹。平素胸闷、喜太息，是肝气郁结所致；肝属木，脾属土，在五行当中木克土，肝气郁滞不舒，乘克脾土，肠道气滞，故腹痛欲便，排便不爽；结合舌脉，该患者乃肝郁脾虚证。

肝喜疏泄，性喜条达，若情志不遂，木失条达，则肝气郁结，见胁肋部疼痛，胸闷，脘腹胀痛；肝失疏泄，则情志抑郁易怒，善太息，脉弦为肝郁不舒之征。遵《内经》"木郁达之"之旨，治宜疏肝理气，本案中，首诊以柴胡疏肝散加减，此方疏肝理气，活血止痛，主治肝气郁滞证。《金匮要略》云："见肝之病，知肝传脾，当先实脾。"故以炒白术、薏苡仁、茯苓燥湿健脾、利水渗湿，标本同治。泽泻、车前草利湿，煅龙骨安神镇惊，既能入气海以固元气，更能入肝经以防其疏泄元气。

药后患者皮疹基本结痂，无疼痛，去车前草、泽泻。三诊诸症皆消，予逍遥丸、归脾丸善后收工。

案例四

李某，男，45岁，2019年5月7日初诊。

主诉　左胸背部起红斑、簇状水疱伴疼痛4天。

现病史　4天前劳累饮酒后出现左胸背部起红斑、簇状水疱，伴剧烈疼痛，自行涂阿昔洛韦软膏，症状无明显缓解，现仍有水疱、疼痛，影响睡眠，疲倦乏力，易感冒，纳差，腹胀，大便黏滞不畅，小便黄，舌质淡红，边有齿痕，舌苔黄腻，脉弦细。查体：左胸背部可见片状红斑、簇状水疱，水疱疱壁紧张，尼科利斯基征阴性，疱液浑浊，未见糜烂及溃疡，皮损边界尚清，呈带状分布，未超过体表正中线。

中医诊断　蛇串疮。

中医证型　湿热蕴脾证。

西医诊断　带状疱疹不伴有并发症。

治法　补气健脾，清热利湿。

中药处方　赤芍15g，土茯苓15g，黄芩10g，黄连3g，藿香15g，佩兰15g，布渣叶15g，五指毛桃20g，薏苡仁20g，甘草10g，延胡索15g，川芎15g，两面针15g。

水煎服，日一剂，共七剂。

同时予以盐酸伐昔洛韦分散片、加巴喷丁胶囊口服。

外用　四黄消炎洗剂外洗。

2019年5月14日二诊。

刻下症　药后左胸背部仍有红斑，水疱干枯结痂，少许疼痛，伴瘙痒，睡眠可，纳差，大便黏滞，小便正常，舌质淡红，边有齿痕，舌苔薄黄，中根部稍腻，脉弦细。查体：左胸背部带状分布的黑痂，无明显水疱，基底潮红。

中药处方　赤芍15g，土茯苓15g，藿香15g，佩兰15g，布渣叶15g，五指毛桃20g，薏苡仁20g，甘草10g，白术10g，延胡索15g，川芎15g，两面针15g。

水煎服，日一剂，共七剂。

外用　消炎止痒霜。

2019年5月21日三诊。

刻下症 左胸背部皮肤稍红，无水疱，痂皮脱落，无疼痛及瘙痒，睡眠可，饮食一般，二便调，舌质淡红，边有齿痕，舌苔薄白，脉弦细。

中药处方 赤芍 15g，布渣叶 15g，五指毛桃 20g，薏苡仁 20g，甘草 10g，白术 10g，山药 15g，延胡索 15g，川芎 15g，两面针 15g。

水煎服，日一剂，共七剂。

按语

患者左胸背红斑、簇状水疱，伴剧烈疼痛，诊断为带状疱疹。患者素体脾气虚弱，故疲倦乏力，易感冒，纳差，腹胀，加之嗜酒，酿成湿热；湿热下注肠道，肠道传导失司，则大便黏滞不畅，脾虚则舌质淡红，边有齿痕，小便黄，苔黄腻为湿热的表现，该患者辨证属湿热蕴脾，以补气健脾，清热利湿为治疗原则。

患者以脾虚为本，湿热为标，治疗当急则治标，兼顾治本，赤芍凉血散瘀止痛、黄芩清热燥湿、泻火解毒，土茯苓解毒除湿，三药合用可清热凉血、利湿解毒治其标；藿香、佩兰芳香化湿而不伤正；布渣叶消食化滞、清热利湿，五指毛桃健脾养阴，薏苡仁健脾利水渗湿；延胡索、两面针、川芎活血行气止痛。

药后患者水疱干枯，仅少许疼痛，去黄芩、黄连，以防苦寒伤胃，加白术燥湿健脾。三诊患者症状基本消除，改土茯苓为山药，加强健脾之功。

案例五

骆某，女，52 岁，2019 年 3 月 27 日初诊。

主诉 右季肋部簇状水疱伴疼痛 2 天。

现病史 2 天前右季肋部出现红斑、簇状水疱，伴阵发性针刺样疼痛，难以入睡，睡后易醒，心烦易怒，常觉胸胁、胃脘部胀满疼痛，嗳气，反酸，恶心欲吐，口干口苦，大便干，舌红苔薄黄，脉弦。查体：右季肋部皮肤起红斑、簇状水疱，疱液清亮，皮损呈带状分布，不超过人体正中线。

中医诊断 蛇串疮。

中医证型 肝胃不和证。

西医诊断 带状疱疹不伴有并发症。

治法 疏肝解郁，理气和胃。

中药处方 柴胡 15g，白芍 15g，川芎 15g，枳壳 15g，陈皮 10g，香附 15g，黄芩 10g，苍术 10g，厚朴 15g，旋覆花 10g，大枣 10g，甘草 10g。

水煎服，日一剂，共七剂。

予泛昔洛韦片、甲钴胺分散片口服。

外用 四黄消炎洗剂外洗。

2019 年 4 月 3 日二诊。

刻下症 药后水疱干涸，少许瘙痒，偶有少许疼痛，纳眠可，舌红，苔薄黄，脉弦细。查体：上述部位水疱干枯结痂。

中药处方 柴胡 15g，白芍 15g，川芎 15g，枳壳 15g，陈皮 10g，香附 15g，黄芩 10g，白术 10g，厚朴 15g，旋覆花 10g，大枣 10g，甘草 10g。

水煎服，日一剂，共七剂。

予泛昔洛韦片、甲钴胺分散片口服。

外用 消炎止痒霜。

2019 年 4 月 10 日三诊。

刻下症 药后诸症消除，无疼痛、无瘙痒，纳眠可，舌边尖红，苔薄白，脉弦细。

中药处方 柴胡 15g，白芍 15g，川芎 15g，枳壳 15g，陈皮 10g，香附 15g，白术 10g，厚朴 15g，山药 15g，茯苓 15g，大枣 10g，甘草 10g。

水煎服，日一剂，共七剂。

按语

患者近几年情志不舒，肝气郁结，故常觉胸胁、胃脘部胀满疼痛，肝气横逆犯胃，致胃失和降，胃气不降反升，出现嗳气、反酸、恶心欲吐等。肝胆相照，肝气郁结，影响胆汁疏泄则口苦，郁而化热伤阴，故口干，大便干，舌红苔薄黄，弦为肝脉。四诊合参，辨证属肝胃不和，需疏肝解郁，理气和胃。

首诊以柴胡疏肝散合平胃散加减。柴胡疏肝散以柴胡功善疏肝解郁。香附理气疏肝而止痛，川芎活血行气以止痛，两药相合，助柴胡以解肝经之郁滞，并增行气活血止痛之效。陈皮、枳壳理气行滞，白芍、甘草养血柔肝，缓急止痛。平胃散中苍术辛香苦温，入中焦能燥湿健脾，使湿去则脾运有权，脾健则湿邪得化。湿邪阻碍气机，且气行则湿化，用厚朴行气除满，且可化湿。与苍术相伍，行气以除湿，燥湿以运脾，使滞气得行，湿浊得去。陈皮理气和胃，燥湿醒脾，以助苍术、厚朴之力。大枣补脾益气以助甘草培土制水之功。加旋覆花降逆止呕，黄芩清热。

药后患者症状减轻，考虑苍术以苦温燥湿为主，为运脾要药，白术健脾益气为主，为补脾要药，故二诊改苍术为白术。三诊患者胃气上逆之症除，去旋覆花，加山药、茯苓健脾，防肝气乘克脾土。

第八章 补土理论治疗脓疱病案例

案例一

雷某，女，5 岁，2017 年 9 月 23 日入院。

主诉 全身多处皮肤出现脓疱、糜烂面、结痂 1 周。

现病史 患儿 1 周前无明显诱因下颈项处出现黄豆大小水疱，逐渐蔓延至全身，水疱变浊、破溃，可见少量脓性分泌物，伴疼痛、瘙痒感，9 月 18 日遂至我院皮肤科门诊就诊，诊断为脓疱病，予口服头孢克肟抗感染，口服盐酸赛庚啶、盐酸左西替利嗪口服液抗过敏，配合四黄消炎洗剂混合甲硝唑、高锰酸钾稀释后外洗，破溃面基本结痂，但仍有新发水疱，变化过程同前，今日患儿家长为求进一步诊治，由门诊收住院。症见：神清，精神尚可，全身散在糜烂面，上覆黄色痂皮，少许新发清亮水疱，伴瘙痒、疼痛，无明显渗液，纳眠差，二便调。查体：全身散在糜烂面，上覆黄色痂皮，大小不一，绿豆至鸽蛋大，无明显渗液，双上肢少许水疱，疱壁松弛，疱液清亮。舌质淡，舌尖红，苔白厚腻，中部稍黄，脉弦滑。

中医诊断 黄水疮。

中医证型 脾虚湿阻化热证。

西医诊断 脓疱病。

治法 健脾祛湿，清热解毒。

中药处方 金银花 10g，连翘 10g，藿香 6g，佩兰 6g，茯苓 10g，白术 10g，山药 10g，陈皮 5g，甘草 5g，扁豆 15g，薏苡仁 15g。

水煎服，日一剂，共三剂。

2017 年 9 月 26 日二诊。

刻下症 患儿全身散在糜烂面，上覆黄色痂皮，伴瘙痒，疼痛，无明显渗液，无新发水疱，纳可眠差，二便调。舌质淡，舌尖红，苔白厚腻，中部稍黄，脉弦滑。

中药处方 金银花 10g，连翘 10g，藿香 6g，佩兰 6g，茯苓 10g，白术 10g，山药 10g，陈皮 5g，甘草 5g，扁豆 15g，薏苡仁 15g。

2017 年 9 月 29 日三诊。

刻下症 患儿皮肤糜烂面明显减少，部分上覆褐色痂皮，伴瘙痒，无明显新发水疱，纳可眠差，二便调。舌质淡，苔薄白，脉弦滑。

中药处方　金银花 10g，连翘 10g，茯苓 10g，白术 10g，山药 10g，陈皮 5g，甘草 5g，扁豆 15g，薏苡仁 15g，太子参 10g，黄芪 10g。

水煎服，日一剂，共五剂。

五剂后诸症消失，出院后予院内健脾渗湿颗粒口服。

按语

患儿先天禀赋不足，后天失于调养，脾胃不足，运化失司，湿热内生，外犯肌肤，发为本病。水疱、糜烂、结痂均为湿热蕴结肌肤的表现；纳差为脾虚；眠差为热扰心神；舌质淡，舌尖红，苔白厚腻，中部稍黄，脉弦滑，均符合脾虚湿阻化热之象。以健脾祛湿，清热解毒为治法。综上所述，此患者病因为先天不足、后天失养，脾胃亏虚、邪气内生，病机为脾虚湿阻化热，病性属虚实夹杂。

方中以金银花、连翘疏散风热、清热解毒，连翘更有消痈散结之功，《素问·至真要大论》说："诸痛痒疮，皆属于心。"连翘苦寒，入心经，具有"疮家圣药"的美名。藿香祛湿和胃，《本草正义·草部·芳草类》记载："藿香，清芬微温，善理中州湿浊痰涎，为醒脾快胃、振动清阳妙品。"佩兰清热解暑、化湿健胃、止呕。脾喜芳香，脾气舒则三焦通利而正气和，藿香与佩兰相伍，取芳香辟秽化浊之意。茯苓、白术、山药、陈皮、甘草、扁豆、薏苡仁乃参苓白术散加减而成，该方补脾胃、益肺气，久服养气育神，醒脾悦色，顺正辟邪。

药后症状缓解，无新发皮疹，守原方再服三剂。连服六剂后，患者病情明显好转，原方去藿香、佩兰，加太子参、黄芪健脾益气，五剂后诸症皆消，出院后予院内健脾渗湿颗粒口服。

案例二

刘某，男，1岁，2016年9月1日初诊。

主诉　全身多处皮肤出现脓疱、糜烂面4天。

现病史　患儿4天前无明显诱因下左下肢出现一脓疱，很快破溃后出现红色糜烂面，直径约1cm，当时无恶寒发热、头晕头痛等不适，未予重视。2天前皮疹较前增多，范围扩大，脓疱很快破溃，部分糜烂面可见少量脓性分泌物，部分结痂，伴疼痛感，患儿哭闹不止，遂至当地医院门诊就诊，门诊予药水外洗（具体不详），但效果欠佳。遂今日至我院门诊就诊，发热，最高体温37.8℃，纳眠差，大便中有不消化的食物，哭闹时右侧腹股沟可触及柔软肿块，安静时可自行回纳。舌质淡，舌尖红，苔薄白，指纹浮，色淡紫。查体：全身散在糜烂面，上覆黄色痂皮，大小不一，绿豆至蚕豆大，局部可见少量黄色分泌物。

中医诊断　黄水疮。

中医证型　脾虚气陷，湿热互结证。

西医诊断　脓疱病。

治法 补脾益气,清热利湿。

中药处方 太子参 5g,山药 3g,茯苓 3g,薏苡仁 7g,白术 5g,莲子 3g,金银花 3g,生地黄 3g,玄参 3g,车前草 3g,鱼腥草 3g,甘草 2g。

水煎服,日一剂,共五剂。

2016 年 9 月 6 日二诊。

刻下症 患儿无发热,皮肤少许糜烂面,无明显黄色分泌物,以左下肢及下腹部尤甚,纳眠尚可,二便正常。舌质淡,舌尖红,苔薄白,指纹淡紫,隐于风关。

中药处方 太子参 5g,山药 3g,茯苓 5g,薏苡仁 7g,白术 5g,莲子 3g,生地黄 3g,玄参 3g,甘草 2g,石斛 5g。

水煎服,日一剂,共五剂。

2016 年 9 月 11 日三诊。

刻下症 皮肤糜烂面均已结痂,大部分痂皮脱落,见色素沉着,纳眠可,二便调,舌质淡,苔薄白,指纹淡紫,隐于风关。

中药处方 太子参 5g,山药 3g,薏苡仁 7g,白术 5g,莲子 3g,生地黄 3g,玄参 3g,茯苓 5g,甘草 2g,石斛 5g,黄芪 6g。

水煎服,日一剂,共七剂。

按语

患儿先天禀赋不足,后天失于调养,脾胃虚弱,气虚托举无力,故见脏器膨出(右侧腹股沟疝);脾虚失运,水湿内生,郁久化热,外犯肌肤,发为本病。糜烂、结痂、黄色分泌物均为湿热蕴结肌肤的表现;纳差为脾虚运化无力的表现,啼哭、眠差为热扰心神;舌质淡,舌尖红,苔薄白,指纹浮,色淡紫,均符合脾虚湿热之象。综上所述,此患儿以脾虚为本,湿热为标,病性属虚实夹杂。以补脾益气,清热利湿为治法。

太子参、山药、茯苓、薏苡仁、白术、莲子为参苓白术散加减而来,旨在健脾化湿,金银花清热解毒、疏散风热,生地黄清热凉血养阴,玄参清热泻火、解毒滋阴,车前草清热利尿,鱼腥草消痈排脓、利尿通淋,诸药合用,共奏清热利湿之效,使清热而不伤正。

药后患儿症状明显减轻,去车前草、鱼腥草,加石斛滋阴清热、益胃生津。三诊患儿诸症皆除,加黄芪增强补气之功。

第九章　补土理论治疗皮肌炎案例

案例一

吴某[8]，男，5 岁，2001 年 1 月 10 日初诊。

主诉　眼周紫红斑伴四肢肌肉无力 8 个月。

现病史　患者 8 个月前眼睑周围始出现水肿性紫红色斑，逐渐向额、颊、上胸、上肢蔓延，伴四肢肌肉软弱无力、关节疼痛。外院查血沉增高，肌酸磷酸激酶（CK）180U/L，尿肌酸 70mg/24h。诊断为皮肌炎。一直用激素治疗，病情未能控制。刻下症：患者体温 38℃，面、颈、上胸、背部、上臂见对称性紫红色斑及丘疹，伴肿胀压痛，上肢无力上举，行动困难，神疲乏力，口干，舌红，苔白腻，脉细弦数。

中医诊断　肌痹。

中医证型　脾肾亏虚，血热毒盛证。

西医诊断　皮肌炎。

治法　补益脾肾，兼以清营凉血，活血止痛。

中药处方　熟地黄 10g，山茱萸 10g，怀山药 10g，茯苓 10g，泽泻 10g，牡丹皮 10g，鱼腥草 10g，益母草 15g，柴胡 8g，青蒿 6g，甘草 6g。

水煎服，日一剂，共二十剂。

二诊。

刻下症　服药二十剂后发热基本控制，面、胸、上肢皮疹基本消退，关节疼痛缓解，但胃纳较差。

上方去青蒿，加小麦、山楂各 15g，白术 10g，怀山药、茯苓加至 15g。

中药处方　熟地黄 10g，山茱萸 10g，怀山药 15g，茯苓 15g，泽泻 10g，牡丹皮 10g，鱼腥草 10g，益母草 15g，柴胡 8g，甘草 6g，小麦 15g，山楂 15g，白术 10g。

水煎服，日一剂，共三十剂。

三诊。

刻下症　续服 1 个月，病情稳定，激素用量从原来 30mg 减至 17.5mg，四肢肌力有所恢复。

6 个月后症状、体征消除，复查肌酸磷酸激酶、尿肌酸正常。

按语

小儿脾常不足，肾常虚，最易出现脾肾不足之证。脾主肌肉四肢，脾气虚则四肢肌肉无力。肾阴虚则虚火内生。脾肾两脏乃一身元气之根本，元气与阴火一胜则一负。脾肾两虚，阴火内盛，血热燔灼肌肤，发为紫红色斑。阴虚则阳亢，水不制火，而致发热。故治以六味地黄丸加减，脾肾双补，加鱼腥草清解余毒，益母草通络活血，青蒿清退热，柴胡清郁热。尤其在后期加入了白术 10g，加大怀山药、茯苓之用量，加强补益中土之功。

（摘自：陈修漾，陈达灿. 禤国维教授运用六味地黄汤治疗皮肤病经验介绍[J].新中医，2002（9）：9-10.）

案例二

李某[9]，男，54 岁，2012 年 4 月 26 日初诊。

主诉 全身反复出现红斑、瘙痒伴肌肉酸痛数月。

现病史 患者数月前全身反复出现红斑、瘙痒伴肌肉酸痛，夜间加重，伴皮肤干燥，肌肉萎缩，乏力，口腔溃疡，曾多次诊疗，行皮肤活检术确诊为皮肌炎，现为求中医治疗，到我院门诊就诊。

刻下症 全身多处红斑、瘙痒，皮肤干燥，肌肉酸痛、萎缩，乏力，口腔溃疡，额部和上眼睑水肿性红斑和皮肤异色样变，纳眠可，二便调，舌尖红，苔薄白，脉细。

专科检查 全身多处红斑，皮肤干燥，肌肉萎缩，口腔溃疡，额部、上眼睑水肿性红斑和皮肤异色样变。

理化检查 2009 年 12 月 14 日查抗核抗体（ANA）阳性：1：100，肌酶、肌红蛋白、尿常规检查正常。血常规检查基本无异常。

中医诊断 肌痹。

中医证型 脾肾亏虚证。

西医诊断 皮肌炎。

治法 补肾健脾。

中药处方 木棉花 15g，川加皮 15g，防风 15g，薄盖灵芝 15g，薏米 20g，生地黄 30g，熟地黄 15g，山萸肉 20g，牡丹皮 15g，茯苓 20g，鸡血藤 30g，山药 20g，黄芪 60g，甘草 5g，芡实 20g。

滋阴狼疮胶囊，5 粒，口服，日 3 次；修疡口服液，1 支，口服，日 3 次。

二诊。

刻下症 皮损好转，仍有肌肉萎缩、口腔溃疡，肌肉酸痛减轻。舌淡红，苔微黄腻，脉弦。药后肌肉酸痛减轻为邪有去路，仍有肌肉萎缩、口腔溃疡，鸡血藤加量以养血活血。

中药处方 木棉花 15g，川加皮 15g，防风 15g，薄盖灵芝 15g，薏米 20g，生地黄 30g，熟地黄 15g，山萸肉 20g，牡丹皮 15g，茯苓 20g，鸡血藤 30g，山药 20g，黄芪 60g，甘草 5g，芡实 20g。

滋阴狼疮胶囊，5 粒，口服，日 3 次；薄芝片，3 支，口服，日 2 次。

三诊。

刻下症 皮损好转，颜色变淡，下蹲稍困难。舌淡红，苔微黄，脉弦。

理化检查：近期行血常规、尿常规检查正常，ANA、补体、肌红蛋白未见异常，CK 191U/L。

服药后好转，下蹲困难，易木棉花为白术，补气健脾以营养肌肉。继续治疗。

中药处方 白术 10g，川加皮 15g，防风 15g，薄盖灵芝 15g，薏米 20g，生地黄 30g，熟地黄 15g，山萸肉 20g，牡丹皮 15g，茯苓 20g，鸡血藤 20g，山药 20g，黄芪 60g，甘草 5g，芡实 20g。

滋阴狼疮胶囊，5 粒，口服，日 3 次；薄芝片，3 支，口服，日 2 次。

四诊。

刻下症 皮损好转，颜色变淡，仍有下蹲困难，口干，舌淡红，苔微黄，脉弦。加石斛以养阴生津；白术加量以补气健脾。

中药处方 白术 15g，川加皮 15g，防风 15g，薄盖灵芝 15g，薏米 20g，生地黄 30g，熟地黄 15g，山萸肉 20g，牡丹皮 15g，茯苓 20g，鸡血藤 30g，山药 20g，黄芪 60g，甘草 5g，芡实 20g，石斛 15g。

滋阴狼疮胶囊，5 粒，口服，日 3 次；薄芝片，3 支，口服，日 2 次。

五诊。

刻下症 皮损明显好转，红斑基本消退，颜色变淡，无明显不适。舌淡红，苔白，脉弦。药后症状明显改善，提示气血充足，经络畅通，肌肉得养。继续服药。

中药处方 白术 15g，杜仲 15g，防风 15g，薄盖灵芝 15g，薏米 20g，生地黄 30g，石斛 20g，山萸肉 20g，牡丹皮 15g，茯苓 20g，鸡血藤 20g，山药 20g，黄芪 60g，甘草 5g，芡实 20g。

滋阴狼疮胶囊，5 粒，口服，日 3 次；薄芝片，3 支，口服，日 2 次。

按语

中医学认为本病主要是禀赋不耐，气血亏虚于内，风湿热邪侵于外而成。湿热交阻，气血凝滞，经络闭阻而发为红斑、水肿、肌痛，后期气阴两虚而肌肉萎缩。禤老认为皮肌炎的发病与脾肾不足有关。脾肾亏虚，卫阳不固，风湿热邪侵袭皮肤，阻滞经络，气血运行不畅则发为肌痹；脾主肌肉，主四肢，脾虚则肌肉无力，四肢不举。舌淡红，苔薄白，脉细均为脾肾不足之征，辨证属脾肾不足，治以补肾健脾，方用六味地黄丸加减，加川加皮、芡实以补肾强筋骨，木棉花清热祛湿，薄盖灵芝、鸡血藤、黄芪补体养血活血，甘草调和诸药。药后诸症明显改善，白术、石斛加量，加杜仲以加强健脾补肾养阴之力。

（摘自：李红毅，欧阳卫权. 禤国维[M]. 北京：中国医药科技出版社，2014.）

案例三

梁某[10]，男，14 岁，1993 年 2 月 12 日初诊。

主诉　眼周紫红斑伴四肢肌肉无力 8 个月。

现病史　患者 5 岁时因发热后，左侧脸部近颧骨皮肤出现一小红斑，无痒痛，未系统治疗。后渐向鼻梁两侧颜面扩展，7 岁时红斑已形成蝴蝶状。外院检查排除红斑狼疮。1993 年确诊为皮肌炎，以激素治疗（泼尼松 15mg，日 3 次），症状未改善，兼见颈肌疼痛。四诊摘要：颜面对称性红斑，四肢肌力减弱，下蹲、起立、上楼等动作困难，伴大腿肌肉疼痛。查体：四肢肌肉压痛、颈肌疼痛，低热，舌嫩红，苔白厚，脉细稍数无力。实验室检查：ANA 阳性，补体 C40.7g/L，血沉 34mm/h。肌电图示肌源性损害。

中医诊断　肌痹。

中医证型　脾虚湿困，气阴两虚证。

西医诊断　皮肌炎。

治法　养阴益气，健脾祛湿，活络透邪。

中药处方　太子参 24g，茯苓 15g，白术 15g，青蒿 10g，牡丹皮 10g，知母 10g，鳖甲 20g（先煎），地骨皮 20g，甘草 6g。

水煎服，日一剂，共七剂。

1993 年 2 月 19 日二诊。

刻下症　自觉下蹲活动时腿部肌肉疼痛减轻，体力增加，能独自登上六楼，但感气促，大便每天 1 次，颜面部皮肤红斑色变浅。舌边嫩红，苔白稍厚，脉细重按无力。效不更方，守方，太子参、地骨皮、鳖甲用量增至 30g，白术减为 12g。

中药处方　太子参 30g，茯苓 15g，白术 12g，青蒿 10g，牡丹皮 10g，知母 10g，鳖甲 30g（先煎），地骨皮 30g，甘草 6g。

1993 年 3 月 12 日三诊。

刻下症　经 1 个月治疗，面部红斑逐渐缩小、色变淡，双上肢肌力增强，肌痛减少。守一诊方加苦杏仁 10g，桔梗 6g，橘络 6g。服用 1 个月，面部红斑消失，肌力增强，动作灵活，但半夜易醒，口干多饮，痤疮反复发作，舌略红，苔白，脉细弱。中药处方：太子参 30g，茯苓 12g，白术 12g，怀山药 18g，五爪龙 30g，青蒿 10g，牡丹皮 10g，鳖甲 20g（先煎），地骨皮 30g，知母 12g，生地黄 12g，甘草 6g。

1993 年 6 月 19 日四诊。

刻下症　肌肉疼痛、面部红斑消失，四肢肌力恢复。1994 年 1 月 1 日停用激素，症状消失无复发。

按语

本案患者 5 岁时因发热出现面部红斑，此为风邪搏于皮肤，血气不和之故，加上失治，患者正气虚弱不足以御邪，故使病邪留恋，经久不愈，日渐加重，渐成阴虚火旺。一诊见患者面部红斑，肌肉痿软无力，舌质嫩红，脉细数无力，此乃气阴亏损，阴虚内热之候。病邪日久，肌肉萎缩无力，直接影响患者生长和活动，所以治疗肌肉病成了关键，"脾主肌肉四肢""脾主运化"，治以健脾为主，执中央以运四旁，生化气血以充养肌肤，运化水湿以祛湿邪，达到扶正祛邪目的，方选四君子汤加减。因邪热深伏，日久伤阴，故选青蒿鳖甲汤养阴透热。整个治疗过程以四君子汤合青蒿鳖甲汤为基础方，针对患者气阴变化，虚热湿邪孰多孰少，四时气候变化，标本缓急不同而灵活加减，因药证相合，故获效。

（摘自：邓中光. 邓铁涛教授治疗皮肌炎验案 1 则 [J]. 新中医，2002，34（12）：15-16.）

第十章 补土理论治疗硬皮病案例

案例一

禤国维教授以健脾补肺法治疗硬皮病一例。

黄某，女，36岁，2008年5月8日初诊。

主诉 左唇旁及眼周皮肤变硬1月余。

现病史 患者1个多月前无明显诱因下出现左唇旁及眼周皮肤变硬，少许瘙痒，无疼痛，遂来我院门诊就诊。四诊摘要：左唇旁及眼周皮肤变硬，皮损凹陷，颜色黯淡，少许瘙痒，无触痛，胃纳差，疲倦乏力，便溏，脱发。舌淡胖嫩，边有齿印，苔薄白，脉细弱沉。

中医诊断 皮痹。

中医证型 脾肺亏虚证。

西医诊断 局限性硬皮病。

治法 健脾补肺，佐以活血通络。

中药处方 党参15g，白术15g，茯苓20g，怀山药15g，陈皮5g，牡丹皮15g，益母草20g，薏仁肉15g，生地黄15g，积雪草15g，丹参20g，鸡血藤15g，徐长卿15g，甘草10g。

水煎服，日一剂，共三十剂。

外用 金粟兰酊1瓶、消炎止痒霜1支交替外用皮损处以活血化瘀止痒。

2008年6月16日二诊。

刻下症 左唇旁及眼周皮损稳定，颜色黯淡，毛发稀疏。服药后皮损无明显变化，无明显瘙痒，疲倦减轻，脱发减少，胃纳较前改善，眠可，二便调。舌暗红，苔白，脉沉弦。

中药处方 党参15g，白术15g，茯苓15g，怀山药20g，陈皮5g，牡丹皮15g，益母草20g，薏仁肉15g，生地黄15g，积雪草20g，丹参20g，鸡血藤30g，徐长卿15g，薄盖灵芝15g，甘草10g。

水煎服，日一剂，共三十剂。

滋阴狼疮胶囊（广东省中医院院内制剂）5片，口服，每日3次。

外用 金粟兰酊以活血化瘀通络软坚。

2008年10月7日三诊。

刻下症　左唇旁及眼周皮损凹陷较前平复，颜色变白，呈象牙色，毛发稀疏。服药后自觉皮肤较前变软，较鼻尖稍硬，脱发减少。口干，纳眠可，二便调，舌暗红，苔白，脉沉弦。

中药处方　太子参 15g，白术 15g，茯苓 15g，怀山药 20g，陈皮 5g，牡丹皮 15g，益母草 15g，蕤仁肉 15g，生地黄 15g，积雪草 20g，丹参 20g，鸡血藤 30g，薄盖灵芝 15g，甘草 10g。

水煎服，日一剂，共六十剂。

余治疗同前。

2008 年 12 月 6 日四诊。

刻下症　左唇旁及眼周皮损凹陷不明显，颜色较四周正常皮肤稍白，毛发稀疏。服药后自觉皮损变软，潮热好转，纳眠可，二便调。舌暗红，苔白，脉沉弦。

中药处方　太子参 15g，白术 15g，茯苓 15g，怀山药 20g，陈皮 5g，牡丹皮 15g，益母草 15g，蕤仁肉 15g，生地黄 15g，积雪草 20g，丹参 20g，鸡血藤 30g，薄盖灵芝 15g，何首乌 15g，松针 15g，甘草 10g。

水煎服，日一剂，共六十剂。

余治疗同前。

按语

本病中医学称为"皮痹"，本案患者素体肺脾亏虚，精血亏少，血脉失畅而成血瘀，留滞皮下而致皮痹，脾为肺之母，脾肺亏虚主要责之于脾，故治疗以补益中土为主，治以培土生金，活血通络为法。方拟党参、白术、茯苓、陈皮、太子参、蕤仁肉健脾补肺，益母草温经活血利水，积雪草、丹参、鸡血藤、徐长卿通络活血，薄盖灵芝益气养阴，甘草调和诸药。患者服药后皮损好转，脱发减少，但毛发仍较稀疏，可在巩固疗效基础上加入促进毛发生长药物，故在原方基础上加何首乌、松针生毛发。

禤老认为硬皮病涉及的脏腑主要是肺、脾、肾三脏。初起多肺脾虚，兼风、寒、湿邪痹阻经脉；中后期多脾、肾阳虚，寒凝血瘀，肌肤失养。治疗上予通经活络、活血化瘀及温补肺脾肾为法，其中补益中焦脾土为主，若脾虚夹湿者，加茯苓 15g，白术 10g 以健脾利湿；若气虚体弱者，加重黄芪至 30～60g，五爪龙 30g，人参 6g，黄精 30g 以益气补虚；如多汗易感，肌表不固，加防风、炙麻黄以固表驱寒；若阳虚内寒甚者，加附子 6g，肉桂 3g，炮姜 6g 以温阳散寒；若关节僵硬疼痛者，加威灵仙 15g，防风 15g，桂枝 10g，乳香 5g，没药 5g 以活血通痹止痛；如病程已久，脾肾亏虚，禤老常配合补肾法，加用六味地黄丸、二至丸、肾气丸、二仙汤等治疗。如出现阳虚、血虚等证，禤老常选用当归四逆汤合阳和汤化裁进行治疗，常用方为北黄芪 20g，当归 10g，熟地黄 15g，白芥子 5g，鸡血藤 20g，丹参 20g，甘草 10g，白芍 15g，炙麻黄 5g，积雪草 15g，鹿角胶 10g（烊服），薄盖灵芝 10g。

案例二

张某[11]，女，49 岁，1999 年 2 月 10 日初诊。

主诉 关节肿痛伴皮肤发硬 2 年。

现病史 患者 2 年前出现关节肿痛，双上肢、头部与躯干皮肤发硬，呈褐色，手指活动困难，张口受限，吞咽困难，曾在外院确诊为系统性硬皮病，治疗不理想，求治于中医。舌质淡而形偏小，脉沉细。血沉 7mm/h。胸部 X 线摄片检查正常。胃肠道检查正常。

中医诊断 皮痹。

中医证型 脾肾阳虚，气血不足证。

西医诊断 系统性硬皮病。

治法 补气养血，活血化瘀。

中药处方 黄芪 30g，桂枝 10g，首乌 15g，丹参 20g，鸡血藤 20g，玄参 20g，泽兰 20g，延胡索 15g，乳香 6g，没药 6g，郁金 12g，夏枯草 15g，血竭 6g，金银花 20g，甘草 6g。

水煎服，日一剂，共十五剂。

1999 年 2 月 25 日二诊。

刻下症 患者服上药后，硬皮肤变软，手指能屈伸，张口较前改善。

守上方加减续 60 余剂，病情基本控制稳定。

按语

硬皮病在中医学中归入"痹证"范畴。《素问·痹论》云："痹在于骨则重，在于脉则血凝而不流，在于筋则屈不伸，在于肉则不仁，在于皮则寒。"

《诸病源候论》云："风湿痹病之状，或皮肤顽厚……由血气虚则受风湿而成此病，久不瘥，入于经络，搏于阳经，亦变令身体手足不随。"因于此说，从脾肾阳虚，气血不足，卫外不固，腠理不密，风寒湿之邪乘隙而侵，阻于皮肉之间，久之耗伤阴血，脏腑失调而导致的疾患，称之为"皮痹"。本案临床抓住健脾益气之关键，配合活血温经药物的使用，达到软坚通络，消除硬化的目的。

（摘自：龚丽萍. 喻文球[M]. 北京：中国医药科技出版社，2014：106-108.）

案例三

马某[11]，男，48 岁，2005 年 10 月 22 日初诊。

主诉 发现右小腿皮肤发硬 2 个月。

现病史 患者自述最近两个月发现右小腿下方有块皮肤发硬，色淡红，有时瘙痒，有时腿抽筋，近日范围逐渐增大，在某医院诊断为局限性硬皮病，经过局封治疗，效果不明显，近日皮肤发硬较前加重，同时伴有全身乏力，纳食不香，便溏，失眠多梦，故求治于中医。右下肢外侧可见 5cm×2cm 的皮损，足背部有 3cm×4cm 大小的皮损，皮损发硬，明显萎缩，皮纹消失，色淡红，表面有蜡样光泽，皮肤毳毛脱落。舌质淡红，苔薄白，脉沉细弱。

中医诊断　皮痹。

中医证型　脾肾阳虚，气血亏虚，经络阻隔证。

西医诊断　局限性硬皮病。

治法　健脾益气，温通经络。

中药处方　黄芪 30g，党参 15g，白术 10g，茯苓 15g，丹参 15g，赤芍 10g，桂枝 10g，白芥子 10g，制附子 10g，鸡血藤 30g，枳壳 10g，木香 10g，首乌藤 30g。

水煎服，日一剂，共十剂。

2005 年 11 月 1 日二诊。

刻下症　患者服上药后，乏力明显减轻，睡眠仍多梦，下肢仍有抽筋，发凉。上方加女贞子 15g、旱莲草 15g、木瓜 10g、鬼箭羽 15g，继服十五剂。

2005 年 11 月 16 日三诊。

刻下症　患者服药后，自觉症状明显好转，睡眠好，便调，乏力消失，下肢皮损处明显变软，已能捏起皮肤，下肢微微出汗，已接近正常皮肤，故守上方继服十四剂。

2005 年 11 月 30 日四诊。

刻下症　患者服药后，足背部皮损已全部恢复正常，下肢外侧皮肤已基本变软，月经按时去，经量有增加，仍有血块，故守上方继服十五剂。

2005 年 12 月 15 日五诊。

刻下症　两处皮损基本消退，改大黄䗪虫丸继服。

按语

硬皮病是一种以皮肤变硬为主要表现的结缔组织疾病，属于中医学"皮痹"范畴。是因营卫不和，风寒湿邪或热毒乘虚凝结皮肤，阻滞经络，内舍于脏腑，皮肤失去气血濡养所致，以局部或全身皮肤进行性肿硬、萎缩，严重者可累及脏腑为主要表现。治疗中以温补脾肾阳气为主，温通经络为佐，标本兼治，用药注重温通，温则寒邪散，通则气血行。鸡血藤、赤芍、丹参养血活血，活血化瘀药物能改善微循环，调整结缔组织代谢，阻止纤维细胞形成，使胶原纤维变细疏松化，皮肤软化。全方温阳滋阴补血活血并用，竟获良效。

（摘自：龚丽萍．喻文球[M]．北京：中国医药科技出版社，2014：106-108.）

第十一章 补土理论治疗白塞综合征案例

案例一

赵某[12]，女，34 岁，1997 年 4 月 12 日初诊。

主诉 口腔溃疡反复发作 2 年，加重 3 周。

现病史 患者 2 年前开始出现口腔溃疡，常为多处，疼痛，反复发作，有时可自行好转。被当地医院诊断为"复发性口腔炎"，给予口服多种维生素治疗，无明显好转。3 周前口腔又出现 3 处溃疡，疼痛。外阴小阴唇内侧出现一小溃疡，未予处理。近 1 周来口腔及外阴处溃疡数目增加，疼痛增重，且双侧小腿出现多个疼痛性结节。刻下症：体温 38.7℃，双侧结膜充血，口腔上下唇黏膜及咽后壁处可见多个米粒大小散在表浅性溃疡，圆形，基底有黄白色分泌物，周围有红晕，触痛明显，边缘整齐，较深，基底平坦，无明显分泌物，触痛明显。双侧小阴唇潮红，左侧 2 个，右侧 3 个绿豆至黄豆大小的溃疡，形态不规则，边缘整齐，较深，基底平坦，无明显分泌物，触痛明显。口渴欲饮，口腔溃疡疼痛影响进食。大便干结，小便黄赤。舌质红，苔黄腻，脉滑数。

中医诊断 狐惑。

中医证型 湿热蕴毒，心脾积热，循经窜络证。

西医诊断 白塞综合征。

治法 清热解毒，健脾渗湿，凉血活血。

中药处方 黄连 6g，黄芩 10g，黄柏 10g，栀子 10g，大黄 10g，生地黄 15g，水牛角 30g，牡丹皮 15g，赤芍 10g，地丁 10g，泽泻 10g，茯苓 10g，薏苡仁 30g，金银花 15g，连翘 10g，甘草 6g。

水煎服，日一剂，共十四剂。

外用 珍珠明目液滴眼；硼砂散吹口腔内患处；蛇床子 30g、地肤子 30g、苦参 30g、明矾 15g，煎水，洗浴外阴。

1997 年 4 月 26 日二诊。

刻下症 服上方十四剂，体温正常，口腔溃疡疼痛减轻，小腿处红斑、结节、压痛较前减轻，舌脉大致同前，守方不变。

中药处方 黄连 6g，黄芩 10g，黄柏 10g，栀子 10g，大黄 10g，生地黄 15g，水牛角 30g，牡丹皮 15g，赤芍 10g，地丁 10g，泽泻 10g，茯苓 10g，薏苡仁 30g，

金银花 15g，连翘 10g，甘草 6g

水煎服，日一剂，共十四剂。

1997 年 5 月 9 日三诊。

刻下症 服药十四剂后，口腔溃疡大部分愈合，眼结膜红肿消退，消退痛性结节减轻、减少，但眼涩，会阴溃疡处尚觉疼痛，口干喜饮，舌质红，苔少，脉弦细数，改以滋阴清热，补益肝肾，健脾渗湿为主。

中药处方 知母 10g，黄柏 10g，山萸肉 10g，茯苓 12g，怀山药 15g，牡丹皮 10g，泽泻 10g，生地黄 15g，女贞子 15g，桑葚 15g，枇杷叶 15g，玉竹 10g。

1997 年 5 月 20 日四诊。

刻下症 诉眼涩感明显改善，会阴溃疡部分收敛。偶有局部痒痛感、不适感，守方制蜜丸服 10g，每日 2 次，坚持足够疗程。

12 月 7 日追访半年，病情稳定，无反复。

按语

本例白塞综合征患者的病情既有脾胃湿热，升降失司，湿热熏蒸，上熏下注而导致口腔、外阴溃疡，又有湿热流窜肢体经络而导致湿热痹痛，故一诊方用黄连解毒汤合犀角地黄汤加减。以黄连、黄芩、黄柏、栀子苦寒燥湿，清热泻火为君。配大黄清中有降泻，导热下行。犀角地黄汤加金银花、连翘以清热凉血解毒。又以茯苓、薏苡仁、泽泻健脾兼渗湿，辅以怀山药顾护脾胃。二诊有效，守方以清解余邪。三诊湿热毒邪已去，改用知柏地黄丸滋阴清热，益养肝肾以善后调理。

（摘自：杨志波. 欧阳恒[M]. 北京：中国医药科技出版社，2014：266-268.）

案例二

蔡某[13]，女，18 岁，2012 年 7 月 4 日初诊。

主诉 口腔、外阴溃疡反复发作 12 年余。

现病史 患者 12 年多前开始出现口腔、外阴溃疡，多年来自行应用多种激素类外用膏剂或喷雾剂治疗，症状时轻时重。2 周前因备考紧张而出现病情复发。刻下症：患者口腔内上颚、咽部等处多个圆形溃疡面，外阴部有数处溃疡，眼睛红肿，干涩畏光，心烦不安，眠差多梦，脘腹胀满，大便溏泄，舌质红，苔黄腻，脉滑。

中医诊断 狐惑病。

中医证型 脾虚湿困，寒热错杂证。

西医诊断 白塞综合征。

治法 补脾和胃，平调寒热。

中药处方 生甘草 10g，炙甘草 10g，黄芩 15g，黄连 10g，半夏 15g，干姜

10g，太子参30g，地骨皮20g，牡丹皮10g，赤芍15g，苦参15g。

水煎服，日一剂，共七剂。

2012年7月11日二诊。

刻下症　服药后3天溃疡消失，眼红干涩，大便尚可。续服前方加密蒙花20g，决明子20g，白菊花15g，泽泻15g。

中药处方　生甘草10g，炙甘草10g，黄芩15g，黄连10g，半夏15g，干姜10g，太子参30g，地骨皮20g，牡丹皮10g，赤芍15g，苦参15g，密蒙花20g，决明子20g，白菊花15g，泽泻15g。

水煎服，日一剂，共七剂。

2012年7月18日三诊。

刻下症　诸症缓解，无任何不适。继服七剂，巩固疗效。

按语

本例患者中阳脾虚，脾为枢纽，调畅气机，脾胃升降失常，湿热内生，热盛肉腐则发为溃疡。浊气上泛，熏蒸口唇，则为口腔溃疡，下注肝经则外阴溃疡。因此治疗上以黄连、黄芩、苦参苦寒清化湿热，干姜、半夏辛温开通散结，太子参、甘草补脾和中，畅达枢纽；地骨皮清虚热，顾及本病素体因素之源；牡丹皮、赤芍活血化瘀以应久病必瘀之理。诸药配伍，令清泻湿热而不苦寒败胃，温中补虚而不助火生热，中土脾胃升清降浊之功恢复，诸症随之消失。

（摘自：杨素清，苗钱森. 王玉玺[M]. 北京：中国医药科技出版社，2014：169-171.）

案例三

耿某[14]，女，28岁，1999年3月初诊。

主诉　口腔、外阴溃疡反复发作9年。

现病史　患者9年前开始出现口腔、外阴溃疡，在外院确诊为白塞综合征。

刻下症　口腔及咽部黏膜见绿豆大3处表浅溃疡，大、小阴唇间糜烂溃疡2处，自觉乏力，畏寒肢冷，便溏，白带清稀而多，舌淡，苔白有齿痕，脉沉细。

中医诊断　狐惑病。

中医证型　脾肾阳虚证。

西医诊断　白塞综合征。

治法　温阳补肾，健脾除湿。

中药处方　肉桂3g（冲服），制附子15g（先煎），黄芪50g，党参30g，丹参30g，茯苓15g，白术12g，黄柏12g，赤小豆15g，赤石脂10g，白首乌30g，甘草6g。

水煎服，日一剂。

以上方为基础加减治疗 3 个月，病情稳定，溃疡面愈合。后以成药附子理中丸、复方丹参片调理，随访 1 年未复发。

按语

本病以肝脾肾三脏为本，湿热蕴毒为标。初发多为心脾积热、胃火偏旺，致口腔溃疡；肝肾阴亏，虚火内炽或脾失健运，湿热火毒内生，充斥上下，走窜于口、眼、阴部，致气血凝滞，蚀烂溃疡而病；久病脾肾阳虚，阴寒内盛，湿毒蕴阻，上阻气血，则口眼不能濡养，下则寒湿流渍阴部，而致病情反复缠绵。治疗上在辨证论治的同时，要兼顾标本的轻重缓急，补泻兼施。发作期以泻为主，辅之以补；缓解期以补为重，助之以泻。病情严重者，宜中西医结合治疗，方能取得较好的治疗效果。

（摘自：陈明岭，艾华. 艾儒棣[M]. 北京：中国医药科技出版社，2014：226.）

第十二章 补土理论治疗神经性皮炎案例

案例一

黄某，女，29 岁，2015 年 10 月 13 日初诊。

主诉 躯干、四肢渐起肥厚皮损伴瘙痒 10 余年，加重 1 年。

现病史 患者近 1 年由于工作紧张，情绪波动，全身泛发红斑、丘疹、部分苔藓样变，瘙痒剧烈，经口服马来酸氯苯那敏片、盐酸多塞平片、谷维素、维生素 B、普得卡因静脉封闭、胎盘针穴位注射等治疗效果不显，今日前来就诊。心烦，动辄落泪，瘙痒剧烈难以入睡，胃纳可，二便调。舌淡尖红，苔白腻，脉细。

中医诊断 摄领疮。

中医证型 脾虚湿困，心火亢盛证。

西医诊断 泛发性神经性皮炎。

治法 健脾渗湿，清心安神。

中药处方 太子参 30g，茯苓 20g，淡竹叶 15g，灯心草 0.6g，白鲜皮 20g，白芍 15g，山药 30g，青蒿 10g，甘草 6g，生苡仁 30g，珍珠末（冲服）2 支，徐长卿 15g，牡蛎（先煎）30g。

水煎服，日一剂，共七剂。

2015 年 10 月 20 日二诊。

刻下症 服药 1 周，无新发皮疹，红斑颜色变暗，瘙痒明显减轻，情志、睡眠改善，纳可，二便调，舌淡红，苔薄黄，脉细。

原方去牡蛎，加防风 12g、连翘 10g。

2015 年 10 月 27 日三诊。

刻下症 上方加白蒺藜 12g 以加强祛风止痒之效，服用七剂后皮疹基本消退，无瘙痒。

按语

神经性皮炎属于中医学 "顽癣""牛皮癣"的范畴，临床上根据其皮损的范围分为局限性和泛发性两大类型，其中局限性以外治法为主，泛发性以内治法为主。本例为病程缠绵 10 年的女性患者，近期由于工作压力大，情绪波动而病情加重。《脾胃论》曰："饮食损胃，劳倦伤脾，脾胃虚则火邪乘之而生大热。""思则伤脾"，故脾气亏虚，心火独盛，治宜健脾益气、清心泻火、利湿止痒。方中以太子参、茯苓、山药、生苡仁益气健脾渗湿，灯心草、淡竹叶清心火，牡蛎、珍珠末潜镇安神，白鲜皮、徐长卿祛风止痒。患者服药后病情迅速缓解，疗效颇为显著。

案例二

冯某，男，53 岁，2016 年 12 月 13 日初诊。

主诉　肘部、小腿及背部皮肤肥厚伴瘙痒 6 年。

现病史　6 年前患者因熬夜及紧张后，双侧肘部及手背出现红斑、丘疹，瘙痒明显，随后背部及双下肢出现同样的皮疹，曾先后在多家医院诊治，内服外用多种药物（具体不详）疗效不显，前来就诊。皮疹干燥，少许皲裂。皮疹处瘙痒，胃纳可，偶有反酸，二便调，眠欠佳。舌暗红，苔黄腻，脉弦。

中医诊断　摄领疮。

中医证型　脾虚湿瘀互结证。

西医诊断　神经性皮炎。

治法　健脾燥湿，祛风止痒。

中药处方　白术 15g，苍术 10g，莪术 15g，生地黄 20g，炒栀子 10g，白鲜皮 20g，牡丹皮 15g，槐花 15g，龙齿（先煎）30g，海螵蛸（先煎）30g，丹参 15g，白芍 15g，赤芍 15g。

水煎服，日一剂，共七剂。

外用　配合刺络拔罐法（大椎、肺俞、膈俞、脾俞、肝俞）；手背肥厚皮疹处火针治疗。

2016 年 12 月 20 日二诊。

刻下症　手背及四肢肥厚皮疹较前变薄，皲裂较前好转，瘙痒减轻，大便偏稀，舌暗，苔黄腻，脉弦。

上方槐花改为槐花炭，去白芍加紫苏梗 15g、绵茵陈 15g。

2016 年 12 月 27 日三诊。

刻下症　服用上方七剂后，手背及四肢肥厚皮疹较前明显变薄、变软，睡眠好转，大便偏稀，舌暗，苔白腻，脉弦。

上方去生地黄，加徐长卿 15g，经治疗病情好转。

按语

本案患者为神经性皮炎患者，长期熬夜、压力大为诱因，导致肝气郁滞，横克脾土，脾失健运，脾虚生化之源日久导致皮疹肥厚，化燥生风则瘙痒，舌暗红，苔黄腻，大便稀，属于脾湿血瘀，兼有蕴热、阴（血）虚的表现。方中白术健脾化湿，苍术健脾燥湿，共奏健脾除湿之功，配伍莪术破血行瘀，软坚散结。炒栀子、绵茵陈清热祛湿，白鲜皮清热祛风止痒；槐花、牡丹皮配伍清肝泻火，槐花亦归肺经，大肠与肺相为表里，能疏散皮肤风热；白芍配伍赤芍一散一敛，一泻一补，适合本案患者阴虚夹瘀有热之征；丹参活血养血；徐长卿不仅有祛风止痒之功，而且兼有疏肝的功效；龙齿安神，海螵蛸制胃酸。本案患者病程日久，脾虚湿瘀的症状为主，兼有肝火的表现，治疗围绕健脾（补土）除湿，兼以活血清肝，疗效显著。

案例三

周某[15]，女，29岁。

主诉 颈项部起皮疹伴瘙痒3个月。

现病史 3个月前无明显诱因颈项部皮肤瘙痒，随后出现淡红斑，搔抓后皮疹肥厚粗糙，患者曾在两家医院先后服药60余剂，未见好转。四诊摘要：颈项部呈淡褐色肥厚皮疹，瘙痒明显。食欲不振，失眠多梦，小便调，大便偏稀，月经量少色淡，周期延迟。舌淡，苔薄白，脉细。

中医诊断 摄领疮。

中医证型 血虚风燥证。

西医诊断 神经性皮炎。

治法 健脾养血，润燥止痒。

中药处方 当归15g，白芍10g，川芎6g，熟地黄10g，砂仁6g，白蒺藜10g，防风6g，何首乌10g，生黄芪6g，党参5g，生白术3g，苍术3g，茯苓10g，炙甘草6g。

水煎服，日一剂，共七剂。

二诊。

刻下症 服药后皮疹颜色变淡，肥厚较前减轻，瘙痒明显减轻，纳食增加，睡眠好转，大便转佳。原方不变，又服十四剂，皮疹完全消退，全身症状基本消失。上方去防风、白蒺藜，改成颗粒剂三十剂以养血健脾善后。

随访半年内未有复发。

按语

血虚风燥证常见于神经性皮炎久治不愈者，究其原因，既有疾病的原因，也有治疗的失当，来诊时病情比较复杂。除了以血虚为主之外，常常伴有其他复杂情况。最多见的还是脾胃问题，因为常常是患者用了较多的清热解毒止痒之品，服药后不但病情得不到缓解，而且增加了烦躁、胸闷、舌苔厚、大便不爽、纳食欠佳、四肢乏力等情况。常以当归饮子加减，其中当归、白芍、生地黄、何首乌养血润燥，白蒺藜、防风祛风止痒，生黄芪、党参、生白术、茯苓、炙甘草补脾健脾，共奏健脾养血、润燥止痒之功。方中联用了党参、生白术两药，实际上四君子汤法包含其中。当归补血汤法也包含其中。因为脾胃为后天之本、气血生化之源，脾不健则血难生，这是临床久已证实的经验。

（摘自：隗小晴.李元文教授运用脾胃论思想治疗神经性皮炎探幽[J].现代中医临床，2014，21（2）：18-19.）

第十三章　补土理论治疗瘙痒症案例

案例一

李某[16]，男，60岁，1986年8月18日初诊。

主诉　四肢瘙痒数日。

现病史　患者于2个月前因面部及左侧肢体麻木，入我院内科治疗，经应用扩张血管药物治疗1个月，症状消失而出院。出院后即感四肢瘙痒，活动及劳累后加重。双下肢踝以下走路时瘙痒更重，行2里路要休息二三次。四诊摘要：四肢皮肤瘙痒难忍，夜间难以入睡，皮肤无异常改变，无发热，食欲欠佳，肢体倦怠，神疲乏力，舌淡红，苔白微腻，脉虚无力。

中医诊断　风瘙痒。

中医证型　脾气虚弱证。

西医诊断　瘙痒症。

治法　补气健脾，佐以燥湿。

中药处方　黄芪20g，茯苓12g，白术10g，山药15g，党参20g，黄芩15g，苦参15g，泽泻6g，木瓜10g，甘草10g。

水煎服，日一剂，共五剂。

1986年8月23日二诊。

刻下症　服上方五剂后，瘙痒明显减轻，脉缓较前有力，舌苔变薄，继服上方五剂。

1986年8月29日三诊。

刻下症　经上述治疗后，症状完全消失，脉缓，舌苔薄白。改服补中益气丸，每日2次，每次1丸，连服10天，以巩固疗效，随访至今未再复发。

按语

临床上瘙痒症多由风、湿、热、虫、血虚等引起，治疗也多以祛风、燥湿、清热、养血之法治疗，而气虚所致者临床较为少见，本病例为老年患者，食欲欠佳，肢体倦怠，神疲乏力，舌淡红，苔白微腻，脉虚无力，均为脾气虚弱之征，且活动及劳累后瘙痒加重尤为典型，故用健脾补气之法，佐以燥湿，使脾健气足，气血调和，方中黄芪、茯苓、白术、山药、党参、甘草健脾益气，黄芩、苦参、泽泻燥湿，木瓜通络化湿，共奏健脾、益气、燥湿之功，病证乃愈。

（摘自：张志荣，赵超. 健脾补气法治疗四肢瘙痒症一例[J]. 北京中医，1988（6）：50.）

案例二

患者[17]，女，65岁，2013年5月初诊。

主诉 皮肤瘙痒，夜间加重2周余。

现病史 发现血糖升高6年，其间不规律服用格华止（盐酸二甲双胍片），2周前出现上身皮肤瘙痒，夜间加重，曾服用左西替利嗪，症状未缓解。3天前突然痛痒难忍，自觉皮肤发热，热轻时痛减，影响睡眠，遂来就诊。四诊摘要：皮肤瘙痒，患处发红灼热，上肢、肩部、颈部有抓痕血痂，皮肤干燥，口干欲饮，饮食尚可，大便干结，3～5天行一次，睡眠差，少气懒言，舌红少苔，脉沉细。实验室检查：随机血糖13.4mmol/L、尿糖（++），心电图提示心肌缺血。

中医诊断 风瘙痒。

中医证型 阴虚内热，脾阴亏虚证。

西医诊断 瘙痒症。

治法 补脾养阴，佐以养血祛风。

中药处方 茯苓12g，山药9g，枳壳10g，生地黄15g，百合15g，天花粉15g，苦参9g，防风9g，白鲜皮6g，当归12g，丹参12g，酸枣仁15g，火麻仁6g。

水煎服，日一剂，共十四剂。

西药继续服用格华止，一次1片，一日3次，餐后服用，定期检测血糖。

二诊。

刻下症 14天后瘙痒明显减轻，皮损颜色变浅，痛感消失，口干缓解，大便调，效不更方，原方继续服用14天，自觉症状完全消失，随访2个月未见复发。

按语

老年糖尿病皮肤瘙痒症患者以阴虚质居多，阴虚质易瘀热内结，虚热灼津，津亏液少，脾精亏虚。脾阴是指脾中较稠厚的精微物质，具有滋养濡润肌肤之功，脾阴亏虚，则血液循环涩滞不畅，发于瘙痒。脾精不足不仅是糖尿病皮肤瘙痒症发生的始动因素，而且与糖尿病的多种并发症密切相关，这正是"内伤脾胃，百病由生"。然"古方理脾健胃，多偏补胃中之阴，而不及脾中之阴"。然从脾论治，《黄帝内经》亦早已确立了"甘淡滋补脾阴"的治疗原则，故当清虚热，养津液，益脾精，方中山药、茯苓为甘平之药，益气养阴，补脾健胃，一阴一阳，可促运化、敛脾精；枳壳健脾理气，补气生津，令补而不腻；生地黄、百合、天花粉清热滋阴；苦参、防风、白鲜皮祛风止痒；当归、丹参、酸枣仁养血宁心；火麻仁润肠通便，祛除瘀热。诸药配伍，共奏健脾生津，清热滋阴，祛风止痒之效。

（摘自：孙大伟，王凡，陈海鹏. 基于阴虚质与湿热质从脾论治糖尿病皮肤瘙痒症验案两则[J]. 世界中西医结合杂志, 2016, 11 (7): 889.)

案例三

李某[18], 男, 83 岁, 2012 年 3 月 7 日初诊。

主诉　周身瘙痒 3 月余。

现病史　患者近 3 个月来全身皮肤瘙痒, 抓后起红斑疹, 上覆鳞屑, 刮之无点状出血, 每于冬末春初、情绪变化时皮损瘙痒加重, 未系统治疗。现症见: 全身皮肤瘙痒、干燥、增厚、粗糙, 可见散在抓痕及血痂, 口干口苦, 食欲欠佳, 大便 1～2 天一行, 质干, 小便黄, 眠差, 易醒, 醒后难再入睡, 舌暗淡有瘀点, 苔黄, 脉弦。高血压病史 3 年, 冠心病病史 30 年。平素性情急躁易怒。

中医诊断　痒风。

中医辨证: 脾虚肝旺, 阴虚血热证。

西医诊断　老年瘙痒症。

治法　健脾清肝, 养阴凉血, 祛风通络。

中药处方　生黄芪 30g, 苍术 15g, 山药 10g, 牡丹皮 15g, 赤芍 15g, 生地黄 15g, 夏枯草 10g, 钩藤 30g, 首乌藤 30g, 炒枣仁 30g, 百合 30g, 合欢皮 30g, 玄参 30g, 女贞子 10g, 鸡血藤 30g, 白蒺藜 20g, 皂刺 15g, 白茅根 30g, 乌梢蛇 10g, 全蝎 6g。

嘱患者清淡饮食、切勿用过热的水洗浴。患者间断服药 1 年后, 未见全身瘙痒症状, 而且睡眠、饮食、口干口苦均明显好转。

按语

此案患者为老年男性, 平素性情急躁, 肝气旺盛, 日久气盛化火, 加之年老阴衰, 阴虚火旺, 阴液无以滋养皮肤, 故见皮肤干燥、瘙痒; 肝旺克脾土, 加之年老脾气渐渐减弱, 故脾气无力推动人体津液上乘于口以滋润口腔, 加之肝火旺盛, 故口干口苦; 胃液及肠道无以滋养, 故食欲欠佳, 大便干燥, 小便黄; 阴虚内扰神明, 故见眠差、易醒。舌脉之症符合脾虚肝旺、阴虚内热之证。方中用生黄芪、苍术、山药健脾益气, 夏枯草、钩藤清肝疏肝; 玄参、女贞子、生地黄养阴清热; 首乌藤、鸡血藤、炒枣仁、百合、合欢皮安神止痒; 白茅根、牡丹皮、赤芍凉血活血; 乌梢蛇、全蝎、白蒺藜祛风通络, 全方共奏健脾清肝、养阴凉血、祛风通络, 切合病机, 而且对患者进行该病的预防及护理教育, 使患者注意到不正确的生活方式及情绪会加重本病, 故疗效显著。

（摘自: 周冬梅. 王莒生[M]. 北京: 中国医药科技出版社, 2014: 117-118.）

第十四章 补土理论治疗银屑病案例

案例一

芦某，女，57岁，2018年10月20日初诊。

主诉 头部红斑鳞屑瘙痒1年余。

现病史 患者头部出现红斑鳞屑瘙痒1年余，以前额发际线处为重，夜间瘙痒明显，浸润明显，口干苦，纳眠可，二便调，平素既怕冷也怕热，舌淡苔黄腻，脉沉缓。既往痔疮病史，间中发作。

中医诊断 白疕。

中医证型 脾虚失运证。

西医诊断 银屑病。

治法 健脾益气，行气润燥。

中药处方 黄芪15g，淫羊藿10g，白芍15g，防风10g，火麻仁15g，川芎5g，生地黄10g，白术10g。

水煎服，日一剂，共七剂。

外用 予卡泊三醇搽剂外搽。

2018年10月26日二诊。

刻下症 药后复诊，头部红斑鳞屑伴瘙痒情况较前好转，夜间瘙痒缓解，颈部酸痛不适，无口干苦，纳眠可，二便调，平素既怕冷也怕热，舌淡苔薄白，脉沉缓。

中药处方 黄芪15g，淫羊藿10g，防风10g，川芎5g，熟地黄15g，白术10g，葛根15g，当归10g。

水煎服，日一剂，共七剂。

余治疗同前。

2018年11月2日三诊。

刻下症 药后复诊，头部红斑鳞屑伴瘙痒情况较前好转，夜间瘙痒明显缓解，颈部酸痛不适改善，无口干苦，纳可，诉近期眠一般，多梦，夜尿2次，二便调，平素既怕冷也怕热，舌淡苔薄白，脉沉缓。

中药处方 黄芪15g，淫羊藿10g，荆芥10g，川芎5g，熟地黄15g，白术10g，茯苓15g，山药10g，泽泻10g。

水煎服，日一剂，共七剂。

余治疗同前。

2018 年 11 月 9 日四诊。

刻下症　药后复诊，头部红斑鳞屑伴瘙痒情况较前好转，夜间瘙痒明显缓解，无口干苦，纳可，眠改善，无多梦，夜尿 2 次，近期大便偏干，排便不畅，平素既怕冷也怕热，舌淡苔薄白，脉沉缓左寸稍紧弦。

中药处方　黄芪 15g，淫羊藿 15g，桂枝 10g，川芎 5g，火麻仁 15g，葛根 10g，厚朴 15g，苦杏仁 10g，炙甘草 15g。

水煎服，日一剂，共七剂。

余治疗同前。

2018 年 11 月 23 日五诊。

刻下症　药后复诊，头部红斑鳞屑伴瘙痒情况较前好转，已停用搽剂 1 月余，夜间瘙痒明显缓解，无口干苦，纳可，眠改善，无多梦，夜尿 2 次，二便调，舌淡苔薄白，脉沉缓左寸稍紧弦。近期有痔疮轻微发作，出血不多。

中药处方　黄芪 15g，淫羊藿 15g，火麻仁 20g，葛根 10g，厚朴 10g，苦杏仁 20g，炙甘草 15g，石膏 15g。

水煎服，日一剂，共七剂。

余治疗同前。

后患者仅遗留少量皮损，瘙痒基本消失，疗效较为满意。

按语

本案乃是一例头皮型银屑病，患者躯干、四肢未见皮损，仅头部出现红斑鳞屑，但是瘙痒较为明显，影响日常生活及作息，亦影响其外观，因此求治心切。首诊时的一般症状中，患者的纳眠二便均无异常，但仔细询问患者平素体质情况时，其人冬季怕冷明显，但夏季又较他人怕热。怕冷多为卫表之气不足，故不能御寒，而怕热则多为表之津液亏虚，不能平衡阳热，如患者两者兼见，可考虑气阴两虚的可能。再观其舌淡而脉沉缓，可见其人里气沉而不起，当以脾气亏虚为主；其口干为气虚津液不能上输所致，口苦结合苔黄腻之舌象，可推断里夹有湿热。

首诊以健脾益气，行气润燥为治疗大法，方中用黄芪、淫羊藿温中升阳，淫羊藿兼能燥湿，并用小量的川芎配合防风，引药力走于上焦；患者卫表亦有津亏血燥，故用白芍酸苦微寒而养营分，佐以生地黄甘寒滋养阴血；白术辛苦温健脾燥湿，在此基础上，为导湿热下出，加入火麻仁润燥通便。加入这味润药同时也是为了防止过于温燥而使大便偏干，预防痔疮发作。

二诊时患者头部红斑较前消退，瘙痒虽稍有缓解但不明显，其脉仍沉缓，且细问得之患者素有颈部酸痛不适，显然上焦营卫气血不得濡养，考虑上方升发之力仍不足；再加上本次就诊口干苦已缓解，苔亦由黄腻转白，里之湿热已去大半，可放胆用辛温升提之法。故于原方中去火麻仁及白芍，加升发阳明胃气之葛根及甘温养血活血之当归。三诊时，患者诉服药后夜间瘙痒较前大为缓解，颈部的酸痛不适也得到改善，但近期睡眠情况较差，既往也有夜尿情况，但现在每晚均需 2 次，且多梦。恐乃辛温升提太多以至于阳热上扰，心火不降，故先去方中的当归、葛根，易为茯苓利湿安神，配合泽泻利尿清心火，又恐利之太多碍阳气升发，故加山药以健脾养脾。

四诊时患者的睡眠情况已改善，但大便变干且排便不畅，也就是出现了便秘的情况。考虑上方去掉了二诊时的升提药，故脾胃气机郁而不行，发为便秘。故仍加入葛根升清气，并加厚朴苦温降肺气，配合苦杏仁、火麻仁，一润肺一润大肠，共奏行气润燥通便之功。恐行气药耗散太多，故加入炙甘草甘温养脾胃之体。因其头部好转稍慢，故去荆芥，易以辛甘温益阳气的桂枝。五诊时患者便秘好转，唯诉近期痔疮有少许发作，应为前期便干刺激所引发，去桂枝之温，加石膏辛甘寒清热。至此，患者诉自瘙痒缓解后，已停用一切外用药，且病情稳定并持续好转，后仅遗留少量皮损，瘙痒基本消失，遂停药观察。

本案患者在治疗过程中一直秉承着益气升阳的治疗大法，虽然中间出现了失眠、便秘等看似"热化"的变证，但大体的治疗方向一直未变。这些变证的出现是因为患者卫表的阳气及津液皆有亏虚，因此在温补阳气的过程中，难免因津亏出现一些热象。但此时断不可变为凉血养阴方，只需调整部分方药即可。随着卫表阳气的充盈，津液也会逐渐补充到肌表，因此患者的口干及头部脱屑情况均持续好转，并不需要特意用大量的养阴生津药。

这种卫表气阴两虚的情况，在脾胃内伤的患者中很常见，如东垣所创的"黄芪人参汤"，其方证所述中便出现了"遇早晚寒厥，日高之后，阳气将旺，复热如火"这样的症状，颇似于患者所诉的"既不耐寒又不耐热"情况。其下文中还点出了这种症状的病机"乃阴阳气血俱不足，故或热厥而阴虚，或寒厥而气虚"，对于这种气阴两虚的情况，黄芪人参汤中一方面用益气健脾的黄芪、白术等药，另合入养阴的生脉饮，即人参、麦冬及五味子。值得注意的是，方中所用养阴药都是甘寒而偏于清淡者，不会过于滋腻，故合用之也不碍脾胃，这也是值得学习的一种配伍。

案例二

胡某，男，35 岁，2019 年 3 月 22 日初诊。

主诉 躯干、四肢皮肤起红斑丘疹伴脱屑数月。

现病史 躯干、四肢皮肤起红斑丘疹伴脱屑数月，于外感后出现并加重，查体见蜡滴现象及薄膜现象明显，瘙痒一般，纳可眠一般，难入睡易醒，二便调，无口干口苦，平素较易怕冷，舌淡暗苔微腻，脉右寸弦滑明显，左偏细。指甲顶针样等改变明显。父亲有类似病史。

中医诊断　白疕。

中医证型　脾肺虚寒证。

西医诊断　银屑病。

治法　健脾益气，化瘀升阳。

中药处方　白芍 15g，葛根 20g，黄芪 10g，荆芥穗 15g，莪术 15g，川芎 10g，土茯苓 30g，白术 10g，牡丹皮 15g。

水煎服，日一剂，共十四剂。

外用　予卡泊三醇、复方丙酸氯倍他索软膏混合外搽。

2019 年 4 月 23 日二诊。

刻下症　药后复诊，患者皮疹较前明显消退，现遗留皮损以双下肢为主，颜色偏红，无灼热感，瘙痒不甚，纳眠可，二便调，无口干口苦，舌淡暗胖，苔薄白，脉弦。指甲顶针样等改变明显。

中药处方　白芍 15g，葛根 20g，黄芪 10g，荆芥穗 15g，莪术 15g，川芎 10g，土茯苓 30g，白术 10g，牡丹皮 15g，紫草 15g，茯苓 15g，牛膝 15g。

水煎服，日一剂，共七剂。

余治疗同前。

药后患者皮疹持续消退，病情稳定，疗效较为满意。

按语

本案是一例有家族史的银屑病患者，本次发病虽然仅数月，但其指甲已经出现明显的顶针样改变，可见其病史应该较长。其人平素较为怕冷，本次又为外感后诱发，可推断其素体气虚不足，故每受外邪干扰而易发作；其胃纳尚可，胃气尚调，但眠一般，此可能与瘙痒相关，另外结合其右寸脉浮，考虑此为表邪未尽，邪气扰于上故阳气不能沉潜，因此难入睡而易醒。左脉细，相对右脉偏大，亦可证其为一脾胃内伤病。

外感与内伤病脉象之辨于补土派名家李东垣所著的《古今医鉴·内伤》一书中有记载，其曰"外感风寒，皆有余之症，是从前客邪来也，其病必见于左手，左手主表，乃行阳二十五度。内伤饮食及饮食不节，劳役所伤，皆不足之症也，必见于右手，右手主里，乃行阴二十五度。"因此，外感所引起的疾病，左脉一般都大于右脉，而由内伤所引起的，右脉则大于左脉。因此，本案患者的右寸脉独大，本已有内伤之征象。如果从脏腑脉象的角度解释，右寸乃肺金所主，整体脉势偏细而肺气偏隆盛，此为肺气外散而不收的表现。在东垣著作的论述中，内伤病初起便常为肺气耗散之象，其寸脉虽洪大但患者却有不耐风寒之象，看似外感风寒证，实为表气虚寒之初起。东垣认为，内伤病最易伤人无形之元气，故脾胃内伤初起，其人虽未见形体消瘦，先有恶风寒等表现，此为"皮肤间无阳以滋养，不能任风寒也……盖胃气不升，元气不生，无滋养心肺，乃不足之证也"。在这例患者中，其怕冷及易外感的症状也与表气虚寒的诊断相符合，由此便可确定，整体治疗方案应以益气升提为大法，以补中土而充实表气，气行旺盛的同时合入活血化瘀之药，则红斑瘀滞自可去。

故模仿东垣益气升阳之法，方中以黄芪为君以温补脾气，并以葛根、川芎及荆芥穗轻扬升提，辛温以引气达于肺表，以益气而祛邪；为敛肺气之隆盛并防其发散太过，并加白芍以敛之；苦温之白术与甘淡的土茯苓皆以入脾胃为主，共奏健脾化湿之功；因患者指甲变形，可见其里之瘀滞较严重，并加莪术及牡丹皮活血化瘀。

药后患者症状明显缓解，皮损较前大为消退，唯有下肢仍遗留部分红斑鳞屑，且色稍红，考虑其升发之中，气郁未能尽数上行，郁于局部而化热，故脉象由寸浮变为弦象，且红斑因血热生而色鲜红。治疗仍以益气升提为大法，并加入紫草凉血化瘀，茯苓及牛膝引血中湿热下行。之所以不用清热凉血之方为主，乃因患者病之根本仍在脾胃阳气之郁而不升，气机得畅发则郁热自去，当从本而治而非从标。

案例三

麦某，女，24 岁，2019 年 4 月 30 日初诊。

主诉 躯干、四肢皮肤红斑丘疹伴脱屑数年。

现病史 患者反复躯干、四肢皮肤红斑丘疹伴脱屑数年，既往病情稳定。近期因饮食不节导致发热、肠胃不适，用药后不适已缓解。现皮疹以双下肢及躯干为重，散在红斑伴干燥鳞屑，色淡红，瘙痒一般，纳眠可，二便调，少许口干，无口苦，舌淡胖苔白厚腻，脉沉。月经尚调，量可。平素易腹泻及外感。

中医诊断 白疕。

中医证型 气虚血瘀证。

西医诊断 银屑病。

治法 益气行气化瘀。

中药处方 乌梅 15g，莪术 10g，赤芍 10g，熟地黄 15g，茯苓 20g，甘草 3g，当归 10g，香附 15g，黄芪 30g，郁金 15g，厚朴 15g，白鲜皮 15g，徐长卿 15g，佩兰 20g，醋鳖甲（先煎）30g。

水煎服，日一剂，共七剂。

外用 酒黄精颗粒 20g，土茯苓颗粒 20g，石榴皮颗粒 20g，熟地黄颗粒 20g，当归颗粒 20g，白鲜皮颗粒 20g，徐长卿颗粒 20g，石上柏颗粒 20g，蛇床子颗粒 20g。外洗，日一剂，共七剂。

同时予卡泊三醇、复方尿素软膏混合外搽。

2019 年 5 月 11 日二诊。

刻下症 药后复诊，红斑面积及颜色均较前消退，瘙痒一般，纳眠可，大便偏稀烂，小便调，无口干口苦，舌淡胖苔白厚腻，脉沉。

中药处方 赤芍10g，乌梅15g，莪术10g，茯苓20g，甘草3g，熟地黄15g，当归10g，香附15g，黄芪30g，郁金15g，厚朴15g，白鲜皮15g，徐长卿15g，佩兰20g，醋鳖甲（先煎）30g，麸炒白术15g，干姜5g。

水煎服，日一剂，共七剂。

2019年5月21日三诊。

刻下症 药后复诊，2天前不慎外感，外感后上肢及躯干出现新发皮损，颜色淡红，头皮鳞屑较多，轻度浸润，瘙痒一般；现鼻塞，咽痛，咳嗽咯黄痰，痰不易咳出，自觉乏力，体温36.8℃，纳眠尚可，大便成形，日1~2次，小便调，口干无口苦。舌淡胖苔白厚腻，脉浮。

中药处方 赤芍10g，乌梅15g，莪术10g，茯苓20g，甘草3g，香附15g，郁金15g，厚朴15g，白鲜皮15g，徐长卿15g，麸炒白术15g，辛夷花15g，牛蒡子15g，紫菀15g，款冬花15g。

水煎服，日一剂，共七剂。

外用 予卡泊三醇、复方尿素软膏混合外搽躯干，他克莫司软膏外搽头部。

2019年6月1日四诊。

刻下症 药后复诊，外感后上肢及躯干出现新发皮损，颜色淡红，头皮鳞屑较多，轻度浸润，瘙痒一般；现鼻塞、咽痛已缓解，发热已退，干咳无痰，咳嗽尤以夜间明显，纳眠尚可，大便成形，日1~2次，小便调，口干无口苦。舌淡胖苔白厚腻，脉浮细。

中药处方 赤芍10g，莪术10g，茯苓20g，甘草3g，香附15g，郁金15g，厚朴15g，白鲜皮15g，徐长卿15g，麸炒白术15g，连翘10g，紫菀15g，僵蚕10g，地龙10g，荆芥穗15g，防风10g，生地黄20g，枇杷叶10g。

水煎服，日一剂，共七剂。

余治疗同前。

后患者新发皮疹消退，大便调，病情稳定，调整方药继续治疗。

按语

这也是具有典型脾虚特点的一例银屑病患者，平日里皮疹色淡红而量不多，纳眠二便等情况也均无异常，但一旦饮食不慎或外感便会出现发作。比较棘手的是，这位患者偏偏易得外感或出现腹泻等情况，因此病情不断反复。从其整体发病特点看，可见其人素有脾胃不足尤其是阳气不足，阳虚则卫外不固，故易受风寒之邪；而中土脾虚则运化不及，故饮食稍有不慎又易发为腹泻。

本次就诊时，患者正值急性胃肠炎后，病情出现急性发作，其皮疹虽有新发色却淡红，可见其热不实；口干的同时伴见舌苔白厚腻，可推断其原因为痰湿困脾，以至于脾不能上输津液；舌淡胖，脉沉亦可证其脾虚里气不足。故首诊方中重用黄芪30g以益脾胃阳气，而助其升发，同时以厚朴、佩兰芳香行气，以化困阻中焦之湿邪，配合茯苓淡渗利湿；香附、郁金尤善入肝，而疏解郁结之气机，此乃因银屑病多夹情志郁结，尤其是年轻女性患者，更易因皮损外观不佳而心生郁结，致使脾胃气行不畅。另以白鲜皮、徐长卿一苦寒，一辛温，上下分消湿邪，兼能祛风止痒。莪术、赤芍活血化瘀，恐其通利太过，又以熟地黄、当归补血养血，并以乌梅敛气生津。醋鳖甲在软坚散结化瘀的同时，又能益阴而退热，兼有补益之性，故用之。同时配合中药外洗以润燥止痒。

　　二诊时患者皮损已较前明显消退，唯服药后大便偏于稀烂，考虑其脾虚运化不及反生湿，故于原方中加干姜以温脾阳，加麸炒白术以健中土而燥湿。三诊时患者又不慎外感，再次出现病情发作，且本次伴有发热，咳嗽，其卫表症状较重，故原方去鳖甲等药以防其有碍解表；因痰色黄故去干姜，以防其过于温燥，加入辛夷花以解表通窍，牛蒡子利咽止痛等，其中紫菀、款冬花乃止咳之经典药对，以温肺祛痰下气。四诊时，患者外感症状已明显缓解，遗留干咳未去，这与病人的脾虚体质也有关系，正气偏虚故邪气久留不散，银屑病病情也因此而缠绵反复。故四诊方仍合以解表散湿之法，用僵蚕、地龙这类虫类药以搜剔内伏之湿邪，荆芥穗、防风轻扬疏透肺中风邪，枇杷叶降肺下气以止咳；其人口干明显，故加生地黄以润之。

　　银屑病中不乏脾虚而兼表气不足之人，因虚致瘀故皮肤多发红斑脱屑，同时这类患者亦常因外感而导致病情加重；这是因为每逢外感侵扰，则表气更加亏虚，瘀滞更重。故每逢发作则需急治其标，方中必合入解表之药以散表邪，缓解时则以益气健脾为大法，以充实表气而防其复发。

案例四

王某，女，53岁，2019年1月3日初诊。

主诉　四肢皮肤红斑丘疹伴脱屑数年。

现病史　患者四肢皮肤红斑丘疹伴脱屑数年，既往全身大片淡红斑，查体见蜡滴现象及薄膜现象明显，经治疗可缓解。近2个月来病情无明显好转，皮损虽无新发，旧皮损亦不消退。躯干、四肢遗留色素沉着，散在部分红斑，瘙痒不甚，纳可，眠一般，二便调，无口干口苦，舌淡暗，苔薄白，脉沉弦。

中医诊断　白疕。

中医证型　脾虚湿瘀证。

西医诊断　银屑病。

治法　健脾化湿散瘀。

中药处方　赤芍15g，肿节风15g，土茯苓15g，乌梅10g，莪术15g，甘草5g，熟地黄10g，香附10g，厚朴10g，白鲜皮10g，薏苡仁20g，当归10g，黄精10g。

水煎服，日一剂，共十四剂。

外用 予卡泊三醇、复方尿素软膏混合外搽。

2019 年 2 月 12 日二诊。

刻下症 药后复诊，患者旧皮疹变薄，遗留少量零星点滴状皮疹，瘙痒不甚，纳眠可，二便调，无口干口苦，舌淡暗，苔薄白，脉沉弦。

中药处方 赤芍 15g，肿节风 15g，土茯苓 15g，乌梅 10g，莪术 15g，甘草 5g，熟地黄 10g，香附 10g，厚朴 10g，当归 10g，黄精 10g，黄芪 20g。

水煎服，日一剂，共十四剂。

外用 黄精 30g，土茯苓 30g，石榴皮 30g，熟地黄 30g，当归 20g，白鲜皮 30g，蛇床子 20g，地肤子 30g，重楼 20g，徐长卿 30g。水煎煮，外洗，共十四剂。

余治疗同前。

2019 年 2 月 26 日三诊。

刻下症 药后复诊，患者旧皮疹变薄，浸润程度明显减轻，瘙痒不甚，纳眠可，二便调，无口干口苦，舌淡暗，苔薄白，脉沉稍滑。

中药处方 赤芍 15g，肿节风 15g，土茯苓 15g，乌梅 10g，莪术 15g，甘草 5g，熟地黄 10g，香附 10g，厚朴 10g，当归 10g，黄精 10g，黄芪 20g，佩兰 15g。

水煎服，日一剂，共十四剂。

外用 黄精 30g，土茯苓 30g，石榴皮 30g，熟地黄 30g，当归 20g，白鲜皮 30g，蛇床子 20g，地肤子 30g，重楼 20g，徐长卿 30g。水煎煮，外洗，共十四剂。

按语

本案乃是一例处于稳定期的银屑病。根据病情的变化，银屑病可分为三期，进展期皮损不断新发，可有同形反应，消退期则无新发皮损且旧皮损持续消退，而介于两者之间的稳定期或为旧皮损消退的同时伴有新发皮疹，或既不消退也无新发。对于这种情况，其棘手程度亦不亚于进展期，很多患者在急性发作缓解后，便会经历一段很长时期的稳定期，皮损长久无消退迹象，很容易令医生和患者都自觉泄气。

如本例患者便很具有代表性，其皮损虽不多，但数月来无好转迹象，斑块颜色淡红，瘙痒亦不明显，与急性期皮损特点有别。一般认为，银屑病急性发作时多为血热所致，而稳定期及消退期则多以血瘀、血燥为主。然而这仅是一部分原因，如果患者长期皮疹不退的，必须细究其瘀滞生成的原因。观本案患者，其纳眠、二便及口干等情况似无大碍，唯诊舌脉时得其脉沉弦，可推断其气血瘀积于下，沉而不起，脉络又不通，故作弦象。舌淡暗亦可证其里气不足，故致湿瘀结于肌表而不化，导致皮损长期不消退。

治疗当以益脾气，散瘀化湿为大法，初诊时恐患者不能耐受温燥，故先不用黄芪，唯以当归、黄精这样的甘润药试探之。方中同时用赤芍、莪术以活血散结，土茯苓及白鲜皮、薏苡仁以利湿邪；因稳定期多夹血燥，故用熟地黄养血润燥，恐其滋腻，便加入厚朴温中行气，香附活血解郁，并加乌梅敛津润燥以助其滋养。肿节风乃本土特色草药，性偏凉而能解血中余热，又能活血化瘀。

二诊时患者皮损已开始变薄，睡眠情况较前好转，服药期间亦无其他不适，故于原方中去苦寒之白鲜皮等，加入甘温益气的黄芪。这是本次治疗中非常关键的一味药，以其不仅色黄入脾胃而能益脾气，且其根长笔直而有上通之性，补气之余能升提脾阳，引气达于肌表，而散其瘀滞。同时为了加快皮损的消退，予患者润燥利湿中药外洗及浸泡局部皮损，内外用药相互配合。这也是中医治疗银屑病的一个小技巧，许多中西医结合治疗银屑病的方案，常内服以中药为主，外用以西药药膏为主。其实中药也可以外用，且可以根据患者病机及皮损情况，辨证制定外用药液配方，更具有针对性。如果患者瘙痒明显，还可以在外用药中加入如蛇床子、白鲜皮、徐长卿等止痒药，止痒效果更佳。

三诊时患者皮损继续消退，于原方基础上加佩兰以化湿，后一直守方治疗，并配合外洗药，皮损持续消退，疗效较为满意。

第十五章　补土理论治疗斑秃案例

案例一

朱某，男，12岁，2009年3月21日初诊。

主诉　头顶斑片状脱发3年余。

现病史　患者3年前无诱因发现一斑片状脱发区，未特殊治疗，后病情进展，渐出现数个铜币大小脱发区，遂多家医院诊治，具体情况不详，效果欠佳。刻下症：头顶数个铜币大小脱发区，边界清楚，懒言乏力，纳差，二便可，舌淡红，苔白，脉细弱。

中医诊断　油风。

中医证型　脾肾两虚证。

西医诊断　斑秃。

治法　滋补肝肾，填精益发，健运脾胃。

中药处方　松针15g，蒲公英20g，熟地黄15g，牡丹皮15g，茯苓15g，党参15g，白术15g，甘草10g，山萸肉15g，泽泻15g，怀山药15g，白蒺藜15g，牡蛎（先煎）30g，甘草10g，菟丝子15g，北黄芪15g。

水煎内服，日一剂。

同时口服固肾健脾口服液。

外用　乌发生发酊外擦。

2009年4月27日二诊。

刻下症　头顶数个铜币大小脱发区，未见扩大，毛囊情况稳定。脱发未见加重，乏力、纳差改善，二便可。舌淡红，苔薄白，脉细弱。

中药处方　松针15g，蒲公英20g，熟地黄15g，牡丹皮15g，茯苓15g，党参15g，白术15g，甘草10g，山萸肉15g，泽泻15g，怀山药15g，甘草10g，菟丝子15g，北黄芪15g，薄盖灵芝15g，桑寄生15g。

水煎内服，日一剂。

同时口服固肾健脾口服液。

外用　乌发生发酊外擦。

2019年3月26日三诊。

刻下症　头发无继续脱落，多个脱发区长出大量毫毛，自觉精力充沛，食欲佳，眠可，二便调。舌淡红，苔薄白，脉弦细。

中药处方：松针 15g，蒲公英 20g，熟地黄 15g，牡丹皮 15g，茯苓 15g，党参 15g，白术 15g，甘草 10g，山萸肉 15g，何首乌 15g，怀山药 15g，甘草 10g，菟丝子 15g，北黄芪 20g，薄盖灵芝 15g，桑寄生 15g。

水煎内服，日一剂。

2019 年 5 月 27 日四诊。

刻下症 数个脱发区毫毛长至 2cm，变粗、变黑。头发基本长出，身体状况好转，精神佳，纳眠可，二便调。舌淡红，苔薄白，脉缓弱。

中药处方 松针 15g，蒲公英 20g，熟地黄 15g，牡丹皮 15g，茯苓 15g，党参 15g，白术 15g，甘草 10g，山萸肉 15g，何首乌 15g，怀山药 15g，甘草 10g，菟丝子 15g，北黄芪 20g，薄盖灵芝 15g，桑寄生 15g。

按语

中医学认为肾主骨，其华在发，肝藏血，发为血之余，肝肾精血不足则发根不固而容易脱落，而脾胃为升降之枢纽，脾虚则精血无由上达。该患者头顶见数个脱发区，此为肝肾精血不能濡养毛发，而其懒言乏力，纳差则为脾虚之象，舌淡红、苔白、脉细弱俱为脾肾两虚之征。证属脾肾两虚，故滋肾填精益发的同时，当顾其脾，故方用六味地黄丸合四君子汤加减，并加桑寄生、菟丝子等益其补肝肾之力，白蒺藜祛风，牡蛎潜阳，松针、蒲公英、北黄芪、何首乌益发生发，薄盖灵芝平调机体阴阳，甘草调和诸药，使精血之源充足，枢纽通畅，故毛发恢复生长。

此案当注意补肾与健脾的关系，治疗脱发填精为必要之步骤，然填精之品难免滋腻败脾，况且本案患者本已露脾虚之象，故填精的同时，应配合大量健脾之味，轴动则轮转，故疗效良好，可见"须知中土要扶持"绝非虚言。

案例二

冯某，男，11 岁，2018 年 10 月 16 日初诊。

主诉 头部多发斑片状脱发 7 月余。

现病史 患者 7 个多月前无明显诱因出现头部斑片状脱发。经治疗后现头部散在多个铜钱大小的脱发区，边界清楚，部分患处毛囊萎缩，多处脱发区见毫毛生长，右侧眉角部眉毛脱落，纳可，眠差，梦多，曾有遗尿，大便偏稀，二日一行，舌淡红，苔薄白，脉细弱。

中医诊断 油风。

中医证型 肝肾不足，脾失健运证。

西医诊断 斑秃。

治法 滋补肝肾，填精益发，益气健脾。

中药处方 松叶 16g，蒲公英 15g，熟地黄 20g，茯苓 10g，盐山萸肉 15g，芡实 15g，盐沙苑子 10g，牡蛎（先煎）30g，盐菟丝子 15g，薄树芝 15g，益智仁 15g，黄芪 20g，盐金樱子 10g，白芷 10g，酒川芎 5g，覆盆子 10g，徐长卿 10g。

水煎内服，日一剂，共十四剂。

外用 配合茶菊脂溢洗液外洗。

2018 年 11 月 22 日二诊。

刻下症 病史同前，坚持用药，病情稳定，脱发较前明显减少，脱发区未见增多或扩大，脱发区见毫毛生长，眉毛有脱落也有新出，纳可眠差，遗尿，大便偏稀，舌淡红，苔薄白，脉沉细弱。

中药处方 松叶 16g，蒲公英 15g，熟地黄 20g，茯苓 10g，盐山萸肉 15g，芡实 15g，盐沙苑子 10g，牡蛎（先煎）30g，盐菟丝子 15g，薄树芝 15g，益智仁 15g，黄芪 20g，盐金樱子 10g，覆盆子 10g，徐长卿 10g。

水煎内服，日一剂，共十四剂。

2019 年 1 月 25 日三诊。

刻下症 病史同前，停药半个月，病情稳定，头发无继续脱落，脱发区大量毫毛，少量新生毛发，新生毛发未见脱落，有新生眉毛，仍有遗尿，大便成形，舌淡红，苔薄白，脉弦细。

中药处方 松叶 16g，蒲公英 15g，熟地黄 20g，茯苓 10g，盐山萸肉 15g，芡实 15g，盐沙苑子 10g，盐菟丝子 15g，薄树芝 15g，益智仁 15g，黄芪 20g，盐金樱子 10g，覆盆子 10g，徐长卿 10g，桑螵蛸 15g。

水煎内服，日一剂，共十四剂。

按语

患儿就诊时病情已迁延 7 月余，见头皮数个铜钱大小的脱发区，边界清楚，诊断为斑秃，即中医学的油风，又称鬼舐头。明代医家万全认为，小儿"脾常不足，肾常虚"，本案患儿 11 岁发病，显然先天有所不足，精血亏虚，气血未充，毛发失养，发根不固，故毛发脱落，遗尿亦为肾气不足所致。又因患儿处于生长发育阶段，素体禀赋不足，思虑过度，而致脾气不足，脾胃薄弱，运化未健。脾居中焦，为后天之本、气血生化之源，则饮食稍有不节，便易损伤脾胃而患病，故患儿大便偏稀，舌淡红，苔薄白，脉细弱亦为脾胃虚弱之象。本案病机为先天肝肾不足，精血亏虚，后天脾胃虚弱，气血生化乏源，故气血未充，毛发失养，发为此病，本病病性属虚。

虽然患者先后天两本均亏虚，但治疗之首要仍以健脾升阳为要。因先天乃人身之体质，难以扭转，但后天培补脾胃，气血旺盛可弥补先天之不足。故本案首诊方以斑秃方为基础方进行加减，方中重用黄芪，补脾胃之气，以助肺气固皮毛。且黄芪能充实营卫，益周身之气，正是脾胃内伤，大气下陷必用之品。方中同时用益智仁、芡实温脾暖肾缩尿固精，并用金樱子以发挥固精缩尿，涩肠止泻之功效，即在益气的同时兼以敛气，以挽气之下泄。方中还用盐菟丝子、盐山萸肉、覆盆子等补益肝肾以固发根，此数味补益之中兼有酸敛之性，以使气充实于里。树芝又名薄盖灵芝，有平调机体阴阳之功效。加入牡蛎使阳能固摄，阴能内守，而达阴平阳秘，故能重镇安神，收敛固涩。酒川芎行气活血，白芷、徐长卿乃取祛风散邪之效，配合茯苓可化中焦之湿，以减轻脾胃负荷。正如前文所说，小儿在具备"脾常不足，肾常虚"的生理特点的同时，兼有肝气升发过亢，故在治疗中需要调节肝脾关系。如益气而不收敛，易使肝气盛而上冲过度，木盛反克土。故本方中益气健脾药与收敛固肾药并用，以使药力稳定于中焦，以达到更好的健脾补脾效果。

药后患者病情稳定好转，复诊时脱发区有毫毛生长，脱发情况好转，继续巩固治疗，因其脉仍细弱，当以扶正为重，而稍减行气化湿之力，故于原方去白芷、酒川芎。三诊时已见少量新生毛发，但仍有遗尿，故加入桑螵蛸增强固精缩尿之效。"须知中土要扶持"，本方补益脾为本，兼以补肾固精缩尿，故疗效良好。

案例三

关某，女，37岁，2004年2月17日初诊。

主诉 头发片状脱落3天。

现病史 自2001年始反复数次出现头顶部头发大片脱落，诊断为"斑秃"，经治疗后痊愈。3天前又出现头发大片脱落。面色㿠白，乏力，平素精神较紧张，工作压力较大，月经前后易感冒。纳差，睡眠可，二便调。舌淡暗，边有齿印，苔薄白，脉沉细无力。现月经第5天，经量少、色暗红。

中医诊断 油风。

中医证型 肺卫不足，脾肾两虚证。

西医诊断 斑秃。

治法 益卫固表，补益脾肾。

中药处方 黄芪30g，太子参30g，何首乌15g，生地黄10g，茯苓20g，菟丝子20g，白术15g，防风10g，枸杞子12g，女贞子20g，甘草5g。

水煎内服，日一剂，共七剂。

2004年2月24日二诊。

刻下症 患者月经干净，精神、胃纳改善。

守方减何首乌、枸杞子、女贞子、菟丝子、生地黄，加蒲公英、桑寄生各30g，麦冬15g。水煎内服，日一剂。

2004年3月2日三诊。

刻下症 原脱发部位长出新发。

续以上方加珍珠母30g，潜镇安神以巩固治疗。

加减治疗1个月，斑秃基本痊愈。

按语

斑秃属中医学"油风"范畴，通常以疏肝活血、补益肝肾治疗。中医学认为，"巅顶惟风可及"，卫气不足，风邪易入，头皮气血运行不畅，故毛发失却濡养而迅速脱落。"形不足者，温之以气"，方中以黄芪补气固表，紧束发根，使之不易脱落。太子参补肺脾之气，培土生金。防风疏风祛邪。白术、茯苓健脾除湿。何首乌、枸杞子、女贞子、菟丝子、生地黄补肝肾、填精血，甘草补脾益气，调和诸药，众药合用，共奏补益脾肾，益气固表，启窍生发之效。

第十六章 补土理论治疗白癜风案例

案例一

陈某，女，33岁，于2018年12月24日初诊。

主诉 6年前发现颈前部色素脱失斑，面积逐渐扩大。

现病史 6年前发现颈前部色素脱失斑，皮肤CT提示白癜风，曾于外院照光治疗，但未见明显好转，近期手臂有新出白斑。刻下症见颈前、双前臂局限性圆形瓷白色色素脱失斑，境界清楚，双前臂为新出白斑，平素易疲乏，胃纳差，睡眠可，二便调，舌质淡红，舌苔薄白，脉弦细。

中医诊断 白驳风。

中医证型 脾肾亏虚，气血失和证。

西医诊断 白癜风。

治法 补肾健脾，行气活血。

中药处方 黄芪20g，玄参15g，煅自然铜20g，补骨脂15g，乌豆衣20g，丝瓜络15g，山药20g，枸杞子15g，甘草5g，淫羊藿15g，桂枝10g，白术15g，茯苓20g，鸡血藤15g，赤芍15g，桃仁10g。

水煎服，日一剂，共七剂。

同时予复方甘草酸苷片内服。

外用 0.1%他克莫司软膏、白蚀酊外搽。

2019年1月21日二诊。

刻下症 用药后症状好转，白斑面积缩小，白斑以双前臂为主，白斑中间见色素岛，胃纳、睡眠可，二便调，舌淡有齿痕，苔薄白，脉弦细。

中药处方 黄芪30g，玄参15g，煅自然铜20g，补骨脂15g，乌豆衣20g，丝瓜络15g，山药20g，甘草5g，桂枝10g，白术15g，茯苓20g，鸡血藤15g，赤芍15g，桃仁10g，桑枝10g。

水煎服，日一剂，共七剂。

同时给予复方甘草酸苷片内服。

外用 0.1%他克莫司软膏、复方尿素软膏外搽。

患者经治疗后持续好转，续观。

按语

患者发病至今 6 年，经反复治疗，未见好转。皮损色素脱失呈瓷白色，且逐渐扩大，疾病处于进展期。脾为气血生化之源，脾胃虚化源不足，不能充达肢体，故见患者平素易疲乏。脾气亏虚，运化无力，健运失职，故见胃纳差。患者症状总体符合脾虚失运，气血失和的表现，治以补肾健脾，行气活血。方中可分为健脾补气、补肾、活血、通络四类，其中健脾补气是治疗大法，故予黄芪、山药、白术、茯苓补益脾气；补骨脂、枸杞子、淫羊藿补益肝肾，鸡血藤、赤芍、桃仁活血通络；桂枝辛温散寒温阳，与活血药同用，可散寒、消血凝之滞；煅自然铜、乌豆衣是辨病使用，根据现代医学研究表明白癜风的发病与免疫功能异常，酪氨酸酶、铜离子的缺乏，黑色素细胞破坏等因素有关[19]。自然铜补充铜离子，乌豆衣取其以药之黑反其皮损之白。桑枝是引经之药，将药物引到上肢，在临床上善于依据皮损部位所属经络，加用引经药物，因为药得所引，则可直达病所，起到引经报使的作用。

案例二

史某，男，8 岁，2019 年 2 月 14 日初诊。

主诉　发现左上眼睑色素脱失斑 7 年。

现病史　白癜风病史 7 年，经外院多次治疗，但未见明显好转，刻下症见左上眼睑局限性形状不规则乳白色色素脱失斑，境界清楚，胃纳差，形体消瘦，睡眠可，二便调，舌质淡红，舌苔薄白，脉弦。

中医诊断　白驳风。

中医证型　脾气亏虚，气血失和证。

西医诊断　白癜风。

治法　补气健脾，行气活血。

中药处方　太子参 15g，白术 10g，茯苓 20g，干姜 5g，桂枝 6g，柴胡 9g，丝瓜络 9g，乌豆衣 9g，枸杞子 10g，鸡血藤 15g，甘草 15g，北沙参 15g，黄芪 15g，天花粉 15g，牡蛎（先煎）20g。

水煎服，日一剂，共七剂。

同时给予甲钴胺分散片、维生素 B_1 内服。

2019 年 2 月 21 日二诊。

刻下症　用药后症状好转，白斑面积缩小，左上眼睑局限性乳白斑中间见新出色素岛，边界清楚，形体消瘦，胃纳好转，睡眠可，二便调，舌质淡红，舌苔薄白，脉弦。

中药处方　太子参 15g，白术 10g，茯苓 20g，柴胡 9g，丝瓜络 9g，乌豆衣 9g，枸杞子 10g，鸡血藤 15g，甘草 15g，黄芪 15g，菊花 10g。

水煎服，日一剂，共七剂。

同时给予甲钴胺分散片、维生素 B_1 内服。

患者经治疗后持续症状好转，续观。

按语

患者为小儿，1 岁时即发病，长期胃纳差，形体较为消瘦，中医学认为，小儿脏腑娇嫩，形气未充，五脏六腑皆不足，《育婴家秘·五脏证治总论》中指出："五脏之中肝有余，脾常不足肾常虚。"小儿生机旺盛，营养物质需求量大，而脾胃的运化功能尚未健旺，相对而言"脾常不足"，故儿童型白癜风多数表现为脾气亏虚，临床重在健脾益气。

本案例中，选方为补中益气汤。该方出自李东垣的《脾胃论》，具有补中益气，升阳举陷之功效，主治脾虚气陷证。该方是补气升阳，甘温除热的代表方。临床应用以体倦乏力，少气懒言，面色萎黄，脉虚软无力为辨证要点。方中重用黄芪补中益气，固表止汗，升阳举陷，为君药。人参、白术、甘草甘温益气健脾，共为臣药。血为气之母，故用当归养血和营；陈皮理气行滞，使补而不滞，行而不伤，共为佐药。少入柴胡、升麻升阳举陷，佐助君药以升提下陷之中气，又能透表退虚热，且引芪、参走外以固表，两药兼具佐使之用。炙甘草调和诸药，亦作使药。全方补气与升提并用，使气虚得补，气陷得升，为治脾虚气陷之要方。本案例辨证处方基于小儿"脾常虚"体质，且该患儿胃纳差、形体消瘦，基本可确定其为脾气亏虚证，以补中益气汤为底方进行加减，保留君药黄芪及臣药人参、白术、炙甘草，人参为大补元气之品，以太子参易人参，防止补益太过而生燥热，太子参取其平补之义。北沙参养阴生津，天花粉清热生津，牡蛎益阴潜阳，三药共用共奏滋阴敛阳，防止补益太过。二诊运用菊花，该患儿病位在眼睑，引药达头面，直达病所。

案例三

覃某，男，30 岁，2018 年 9 月 5 日初诊。

主诉 发现躯干、手臂色素脱失斑 10 年。

现病史 白癜风病史 10 年，曾予激素及照光治疗半年余，治疗无明显好转，现全身泛发，心情抑郁，睡眠差，纳呆，舌偏红有齿痕，苔薄白，脉弦细。

中医诊断 白驳风。

中医证型 肝郁脾虚证。

西医诊断 白癜风。

治法 疏肝健脾，行气活血。

中药处方 柴胡 10g，当归 10g，白芍 20g，白术 10g，茯苓 20g，甘草 5g，丝瓜络 15g，乌豆衣 15g，煅自然铜（先煎）15g，黄芩 10g，太子参 15g，法半夏

10g，鸡血藤 20g。

水煎服，日一剂，共七剂。

同时给予复方甘草酸苷片内服。

外用　白蚀酊、卤米松乳膏、他克莫司软膏外搽。

2018 年 9 月 20 日二诊。

刻下症　用药后症状好转，白斑面积缩小，无新发白斑，纳可，梦多，二便调，舌质红，舌苔薄白，脉弦。

中药处方　柴胡 10g，当归 10g，白术 10g，茯苓 20g，甘草 5g，丝瓜络 15g，乌豆衣 15g，煅自然铜（先煎）15g，鸡血藤 20g，淫羊藿 20g，赤芍 15g，旱莲草 15g，女贞子 15g，赤芍 15g，合欢皮 15g。

水煎服，日一剂，共七剂。

同时给予复方甘草酸苷片内服。

外用　白蚀酊、卤米松乳膏、他克莫司软膏外搽。

患者经治疗后症状持续好转，续观。

按语

患者长期患病，现全身泛发，久病忧虑病情，心情抑郁，致使肝气失于疏泄、条达而横乘脾土。肝失疏泄，气机郁结不畅，所以精神抑郁；肝气横逆犯脾，脾失健运，则纳呆、舌见齿痕。逍遥散为中医和解名方，出自《太平惠民和剂局方·治妇人诸疾》，其曰："治血虚劳倦，五心烦热，肢体疼痛，头目昏重，心忪颊赤，口燥咽干，发热盗汗，减食嗜卧，及血热相搏，月水不调，脐腹胀痛，寒热如疟，又治室女血弱阴虚，营卫不和，痰嗽潮热，肌体羸瘦，渐成骨蒸。"具有调和肝脾，疏肝解郁，养血健脾之功效，主治肝郁血虚脾弱证。肝为藏血之脏，性喜条达而主疏泄，体阴用阳。若七情郁结，肝失条达，或阴血暗耗，或生化之源不足，肝体失养，皆可使肝气横逆，胁痛、寒热、头痛、目眩等症随之而起。"神者，水谷之精气也"（《灵枢·平人绝谷》）。减食嗜卧，是脾虚运化无力之故。脾虚气弱则统血无权，肝郁血虚则疏泄不利，所以月经不调，脐腹胀痛。此时疏肝解郁，固然是当务之急，而养血柔肝，亦是不可偏废之法。

其方为甘草（微炙赤）半两（15g），当归（去苗，锉，微炒）、茯苓（去皮）白者、白芍、白术、柴胡（去苗）各一两（各 30g）。上为粗末，每服二钱（6g），水一大盏，烧生姜一块切破，薄荷少许，同煎至七分，去滓热服，不拘时候。本方既有柴胡疏肝解郁，使肝气得以调达，为君药；当归甘辛苦温，养血和血；白芍酸苦微寒，养血敛阴，柔肝缓急，为臣药。白术、茯苓健脾祛湿，使运化有权，气血有源，炙甘草益气补中，缓肝之急，为佐药。用法中加入薄荷少许，疏散郁遏之气，透达肝经郁热；烧生姜温胃和中，为使药。二诊患者纳呆改善，但眠差、梦多，考虑一诊处方疏肝之力不足，且久病耗伤肝津，肝肾阴虚，虚火内扰，故心神不安，失眠多梦。因此，二诊去黄芩、太子参、法半夏，加淫羊藿补益脾肾，合欢皮疏肝解郁，宁心安神，旱莲草、女贞子为二至丸，补益肝肾，滋阴止血。

案例四

李某，男，35岁，2019年5月9日初诊。

主诉 发现手背、双下肢胫前白斑2年。

现病史 白癜风病史2年，因劳累引起，曾经治疗后好转，现见双手背瓷白斑，双下肢胫前白斑，二便调，舌暗红，苔白稍腻，脉弦细。

中医诊断 白驳风。

中医证型 脾虚痰湿证。

西医诊断 白癜风。

治法 健脾行气化痰。

中药处方 五指毛桃20g，玄参15g，煅自然铜（先煎）20g，浮萍15g，乌豆衣20g，丝瓜络15g，甘草30g，黄芩10g，党参10g，桔梗15g，陈皮10g，法半夏10g，藿香10g。

水煎服，日一剂，共七剂。

同时给予转移因子胶囊内服。

外用 白蚀酊、卤米松乳膏、他克莫司软膏外搽。

2019年6月4日二诊。

刻下症 用药后症状好转，白斑面积缩小，纳眠可，二便调，舌质暗红，舌苔薄白，脉弦细。

中药处方 五指毛桃20g，玄参15g，浮萍15g，乌豆衣20g，丝瓜络15g，甘草30g，黄芩10g，党参10g，桔梗15g，陈皮10g，法半夏10g，乌梅10g。

水煎服，日一剂，共七剂。

同时给予转移因子胶囊内服。

外用 白蚀酊、卤米松乳膏、他克莫司软膏外搽。

患者经治疗后症状持续好转，续观。

按语

患者因劳累损伤脾土，脾主运化，脾气虚弱，健运失职，脾为后天之本、气血生化之源，脾虚化源不足，不能充达肌肤腠理，故见四肢白斑。脾虚水湿不运，中阳受困，脾胃升降失常，胃气夹湿浊邪气熏蒸，渐成痰湿，故见苔白稍腻。半夏泻心汤出自《伤寒论》，为和解剂，主治寒热错杂之痞证。此方所治之痞，是小柴胡汤误下，损伤中阳，少阳邪热乘虚内陷所致。治疗以寒热平调，消痞散结为主。心下即是胃脘，属脾胃病变。脾胃居中焦，为阴阳升降之枢纽，中气虚弱，寒热错杂，故为痞证。脾气主升，肝气主降，升降失常，故见呕吐，肠鸣下利。方中半夏散结消痞、降逆止呕，故为君药；干姜温中散邪，黄芩、黄连苦寒，邪热消痞，故为臣药；人参、大枣甘温益气，补脾气，为佐药；甘草调和诸药，为使药。甘草泻心汤即半夏泻心汤加重炙甘草用量而成，方中重用炙甘草调中补虚，配合辛开苦降之品，故能用治胃气虚弱，寒热错杂所致的痞证。甘草泻心汤是皮肤科常用的经方，现代药理研究表明[20]，甘草有类似肾上腺皮质激素的作用，能调节机体免疫功能，有抗过敏抗炎作用，减轻黏膜炎症状态，减少疮面渗出，缓解疼痛。黄芩、黄连有抗病原微生物、清除自由基、解毒、抗炎、抗菌、解热等作用[21-22]。本案例中陈皮、法半夏联合，有二陈汤方之义，加大祛湿化痰之力。五指毛桃进一步加强健脾之力且有引经药之效，将药物引往四肢。桔梗有宣肺气化痰的作用，藿香有化湿的作用。现代药理研究表明，浮萍含有大量铜离子等微量元素，为本病的特殊用药。

第十七章 补土理论治疗黄褐斑案例

案例一

朱某，女，40岁，2014年9月11日初诊。

主诉 面部两颊黄褐色斑2年。

现病史 患者无明显诱因2年前面部两颊开始出现黄褐色斑，逐渐扩大，边缘清晰。平素易头晕，无腰酸夜尿，纳可，眠差多梦，小便正常，易便秘。月经色偏暗，无痛经血块，周期偏短，尚规律。舌淡暗胖，苔薄白，脉沉弱。

中医诊断 黄褐斑。

中医证型 肝郁脾虚证。

西医诊断 黄褐斑。

治法 疏肝健脾，行气解郁。

中药处方 柴胡10g，当归10g，赤芍15g，茯苓15g，干姜10g，香附10g，郁金10g，黄芪15g，党参15g，酸枣仁15g，五味子10g，丹参15g。

2014年10月16日二诊。

刻下症 面部色斑颜色较前变淡，口干喜冷饮，无口苦，无腰酸夜尿，纳可，眠改善，仍多梦，易头晕，小便调，便秘较前改善。末次月经2014年10月6日，月经色偏暗，无痛经血块，周期偏短，月经较前通畅。舌淡暗胖，苔薄白，脉沉弱。原方丹参加量为20g，易党参为太子参。

中药处方 柴胡10g，当归10g，赤芍15g，茯苓15g，干姜10g，香附10g，郁金10g，黄芪15g，太子参15g，酸枣仁15g，五味子10g，丹参20g。

2014年11月20日三诊。

刻下症 面部色斑颜色明显变淡，口干无口苦，便秘较前改善，纳可，眠改善，仍多梦，小便正常。末次月经2014年11月7日，月经色红，无痛经血块，月经较前通畅。舌淡暗胖，苔薄白，脉沉弱。原方干姜减量为5g，加入石斛15g。

中药处方 柴胡10g，当归10g，赤芍15g，茯苓15g，干姜5g，香附10g，郁金10g，黄芪15g，太子参15g，酸枣仁15g，五味子10g，丹参20g，石斛15g。

按语

本案患者为中年女性，以面部两颊黄褐色斑为主诉就诊，无特殊的内科疾病。其皮损部位主要集中在面部两颊，属于肝区，加之患者平素眠差多梦，经血色暗，周期偏短，此为肝血不足、气滞血瘀之象；患者平素易头晕不适，脉象沉弱无力，此为中气不足、阳气不升而致；舌淡暗胖、苔薄白且易便秘，进一步说明脾胃虚弱，清浊相逆，大肠传导失施。故本病为肝郁脾虚之证，选用疏肝健脾并举的逍遥散加减治疗。

逍遥散来源于《太平惠民和剂局方》，是调肝养血的名方，由当归、芍药、柴胡、茯苓、白术、甘草、生姜、薄荷 8 味中药组成。方中以柴胡为君药，疏肝解郁而条达肝脏；芍药、当归为臣药，具有养血和血的作用，与柴胡同用，可助养肝体，行气解郁；白术、茯苓合用健脾益气，薄荷透达肝经郁热，生姜降逆和中，上述诸药共为佐药，甘草味甘性平，调和诸药，为使药。上述 8 药合用，共奏疏肝解郁、养血健脾之功。本案以逍遥散为基础方，患者平素易头晕，眠差多梦，易便秘，舌淡暗胖、苔薄白、脉沉弱，故原方去白术、甘草、薄荷，易生姜为干姜，加黄芪、党参以益气健脾，加酸枣仁、五味子以养心安神；月经色偏暗，周期偏短，故加丹参、香附、郁金以行气解郁、通调经脉。本案之药物加减主要关乎气阴方面，如二诊、三诊时患者补诉口干喜冷饮，而无口苦等内热之征，此为阴分不足所致，故原方易偏温燥的党参为太子参，加入石斛以滋阴润燥，并调整干姜用量。

案例二

胡某，女，39 岁，2017 年 11 月 22 日初诊。

主诉　额部褐色斑 2 年。

现病史　患者自诉无明显诱因，无特殊化妆品接触史，额部 2 年前开始出现黄褐色斑，逐渐扩大，边缘清楚。纳可，眠欠佳，多梦，小便调，大便干。末次月经：2017 年 10 月 25 日，月经调。舌质淡红，舌苔薄白，脉弦细。

中医诊断　黄褐斑。

中医证型　肝郁脾虚血弱证。

西医诊断　黄褐斑。

治法　疏肝健脾，养颜消斑。

中药处方　柴胡 10g，当归 10g，白芍 20g，白术 10g，茯苓 20g，甘草 5g，白芷 5g，鸡血藤 20g，酒川牛膝 10g，益母草 20g，淫羊藿 20g，丝瓜络 10g。

外用　局部外用增白散。

2018 年 1 月 8 日二诊。

刻下症　额部褐色斑用药后好转，颜色明显减淡。末次月经：2017 年 12 月 22 日，月经色偏暗，量较前偏少。舌质淡红，舌苔薄白，脉弦细。原方去酒川牛膝、益母草，加三七粉 6g，合欢皮 15g，制何首乌 15g，黄精 15g。

中药处方　柴胡 10g，当归 10g，白芍 20g，白术 10g，茯苓 20g，甘草 5g，

白芷 5g，鸡血藤 20g，淫羊藿 20g，丝瓜络 10g，三七粉 6g，合欢皮 15g，制何首乌 15g，黄精 15g。

按语

本案患者为中年女性，以额部褐色斑为主诉就诊，无特殊的内科疾病。其皮损部位主要集中额部，加之眠差多梦，此为肝血不足、心失所养而致；舌质淡红，舌苔薄白，脉弦细，大便干，此为脾虚失运、津枯肠燥所致。故本病病机责之肝郁脾虚血弱，方选逍遥散加减治疗。

因患者眠差多梦，故原方去生姜、薄荷，加鸡血藤、益母草以补血活血，养心安神的同时兼顾活血消斑；不仅如此，原方还加入酒川牛膝、淫羊藿以交通心肾，使水火相济，则心神得安，不寐自除。白芷是历代医家喜用的美容药，《本草纲目》云其"长肌肤，润泽颜色，可作面脂"，现代药理研究也证明其可改善局部血液循环，消除色素在组织中的过度堆积；丝瓜络可通经活络，两者合用即可作引经之用，又可通络淡斑。增白散以白芷、白及、白芍、白术等药为主，外用可清热泻火，增白去秽。二诊时患者额部褐色斑颜色明显减淡，月经色偏暗，量较前偏少，故原方去酒川牛膝、益母草，加三七粉以活血散瘀消斑，制何首乌、黄精以养血益精，合欢皮主安五脏。

第十八章　补土理论治疗天疱疮案例

案例一

张某，女，53 岁，2017 年 2 月 9 日初诊。

主诉　躯干反复红斑、痂皮、大疱 3 年余，近期反复。

现病史　3 年前无明显诱因下患者躯干出现红斑、大疱、溃疡、痂皮，尼科利斯基征阳性，经对症处理、抑制免疫等治疗后，病情可控制，近期病情反复至我院就诊。

四诊摘要：刻下躯干可见新起红斑、水疱、部分痂皮，无口腔溃疡及发热，皮损伴有瘙痒疼痛，咽痛、头痛、口干口苦，心烦不安，纳眠欠佳，大便黏滞不畅，舌红苔黄腻，脉滑。

中医诊断　天疱疮。

中医证型　心火脾湿证。

西医诊断　寻常型天疱疮。

治法　健脾祛湿解毒，佐以清心凉血。

中药处方　薏苡仁 20g，苍术 10g，山药 15g，土茯苓 20g，连翘 15g，鱼腥草 20g，茵陈 20g，苦参 10g，牡丹皮 10g，防风 15g，白鲜皮 15g，徐长卿 15g，生地黄 15g，甘草 5g。

水煎服，日一剂，共十剂。

2017 年 2 月 20 日二诊。

刻下症　服药后躯干红斑水疱较前消退，无新起水疱、大疱，无口腔溃疡，无咽痛头痛，无咳嗽，少许口苦，纳眠可，二便调，舌偏红苔黄微腻，脉滑。效不更方。

中药处方　薏苡仁 20g，苍术 10g，山药 15g，土茯苓 20g，连翘 15g，鱼腥草 20g，茵陈 20g，苦参 10g，牡丹皮 10g，防风 15g，白鲜皮 15g，徐长卿 15g，生地黄 15g，甘草 5g。

2017 年 3 月 1 日三诊。

刻下症　经治疗后红斑、水疱较前明显消退，大部分水疱结痂。湿毒渐去，原方去鱼腥草、苦参、苍术，加陈皮 20g、白术 10g 增强健脾化湿力度。

中药处方　薏苡仁 20g，山药 15，土茯苓 20g，连翘 15g，茵陈 20g，牡丹皮 10g，防风 15g，白鲜皮 15g，徐长卿 15g，生地黄 15g，甘草 5g，陈皮 20g，白术 10g。

2017 年 3 月 13 日四诊。

刻下症 患者红斑、水疱全部消退，少许痂皮，遗留色素沉着，病情趋于稳定，少许口苦，纳眠可，二便调，舌偏红苔微腻黄，脉弦滑。四诊合参，湿热毒邪尚在，其根在于脾胃运化失司，湿邪内生，蕴久化热。

在三诊方的基础上去防风、土茯苓，加茯苓 20g 健脾化湿、白芷 15g 燥湿兼祛斑。

2017 年 5 月 8 日五诊。

刻下症 患者病情稳定，躯干继发性色素沉着较前淡化，无新皮疹，少许口干，容易疲倦乏力，纳可，难入睡，二便调，舌淡红色苔白脉缓。无新起皮损，进入天疱疮缓解期。脾胃失养则"怠惰嗜卧，四肢沉困不收"，病情虽趋于稳定，但脾虚之根难速除，因而患者尚有疲倦乏力。

在上诊处方基础上去白芷、茯苓，加太子参 15g 益气养阴、灵芝 15g 益气扶正、茯神 20g 健脾安神以巩固治疗。

中药处方 薏苡仁 20g，山药 15g，连翘 15g，茵陈 20g，牡丹皮 10g，白鲜皮 15g，徐长卿 15g，生地黄 15g，甘草 5g，陈皮 20g，白术 10g，太子参 15g，灵芝 15g，茯神 20g。

按语

此患者皮损以躯干反复红斑、大疱、痂皮为特征，天疱疮诊断明确，初诊时以红斑、水疱，心烦不安，纳眠差，大便黏滞不畅，舌红苔黄腻，脉滑为主要特点，四诊合参，可辨为心火脾湿证，因而初期治疗以健脾祛湿解毒，佐以清心凉血为主，以银地土茯苓汤加减治疗。银地土茯苓汤为范瑞强教授治疗天疱疮、类天疱疮、急性湿疹等湿热毒邪为患疾病的经验方，此患者疾病病位在肌肤，发病急骤，病势猛，伴有瘙痒等临床特点，方中防风可驱散风邪以止痒；土茯苓、茵陈、薏苡仁、苦参、鱼腥草清热祛湿；白鲜皮、徐长卿则祛湿毒兼祛风止痒；生地黄、牡丹皮、连翘凉血清心解毒；治疗过程祛邪不伤正，往往佐以土茯苓、山药、甘草健脾益气，留得正气在，则邪去之日可待。一诊后风湿热毒邪渐去，脾虚不化湿之根本日益凸显，在后期治疗抓住"脾虚不化湿"的根本，逐渐增强健脾化湿、益气养阴扶正力度。整个治疗过程，健脾补土为核心，辨证应用清热利湿、健脾化湿、解毒化湿等法，使得脾胃健，湿邪去，达到执中央而运四旁的目的，使得正气存内、邪不可干。

案例二

姜某，男，43 岁，2008 年 12 月 17 日初诊。

主诉 全身反复起红斑水疱 3 年。

现病史　3 年前无明显诱因背部起红斑水疱，破后渗液、瘙痒、疼痛，渐扩散至面部、四肢、腹部，曾在中山大学附属医院就诊，诊断为"天疱疮"，短期应用激素，皮疹得到控制，后因患者恐惧激素副作用逐渐停药，要求中医治疗。刻下症：背部、面部、四肢、腹部散在多个米粒至黄豆大小水疱，疱周围红晕，破后留有糜烂面，表面覆以油腻性痂皮，舌淡红，苔白腻，脉弦滑。

中医诊断　火赤疮。

中医证型　脾虚湿盛证。

西医诊断　天疱疮。

治法　健脾除湿。

中药处方　金银花 15g，茯苓 15g，白术 15g，山栀子 15g，白花蛇舌草 30g，车前子 15g，北黄芪 15g，白鲜皮 20g，马齿苋 20g。

外用　四黄洗剂外搽。

水煎服，日一剂，共十四剂。

2008 年 12 月 31 日二诊。

刻下症　皮损大部分已干燥、结痂，部分区域已脱屑，未出新疹，纳眠可，二便调。舌淡红，苔白腻，脉弦。

中药处方　金银花 15g，茯苓 15g，白术 15g，山栀子 15g，白花蛇舌草 30g，车前子 15g，北黄芪 15g，白鲜皮 20g，马齿苋 20g，红条紫草 15g，地肤子 15g。

外用　四黄洗剂外搽。

水煎服，日一剂，共三十剂。

2009 年 1 月 30 日三诊。

刻下症　皮损基本消退，无新起，无痒痛，纳眠可，二便调。舌淡红，苔白，脉细弱。

中药处方　金银花 15g，茯苓 15g，白术 15g，山栀子 15g，白花蛇舌草 30g，车前子 15g，北黄芪 15g，白鲜皮 20g，马齿苋 20g，地肤子 15g。

按语

天疱疮的临床表现主要为水疱，与湿关系密切，"诸湿肿满，皆属于脾"，脾主运化水湿，天疱疮的发生与中土脾虚湿邪蕴积有关。患者皮疹表现为水疱，部分糜烂，舌淡红，苔白腻，脉弦滑为脾虚湿盛之象，脾虚为本，湿、热、毒为标，治以健脾除湿，兼以祛风清热解毒。北黄芪、茯苓、白术、车前子健脾利湿以治本，金银花、山栀子、马齿苋、红条紫草清热解毒，地肤子、白鲜皮祛风止痒，使湿、火、风邪得以祛除，肌肤恢复血养，则临床治愈。

案例三

孙某[23]，女，46 岁，1998 年 10 月 26 日初诊。

主诉 躯干红斑水疱 1 年。

现病史 患者 1 年前开始胸背部出现红斑，随后在红斑基础上出现水疱，疱破后结痂。患者皮疹逐渐增多，于外院病理检查诊断为"红斑型天疱疮"，治疗后罔效，前来就诊。现患者自觉脘腹胀满，小便清长，大便稀。诊查：胸背、腋下、脐部可见片状糜烂面，周围有红晕，表面覆以油腻性痂皮。散在新出水疱，尼科利斯基征阳性。舌质淡胖，苔白，脉沉细缓。

中医诊断 天疱疮。

中医证型 脾虚湿盛，兼感毒邪。

西医诊断 红斑型天疱疮。

治法 健脾益气，除湿解毒。

中药处方 黄芪 15g，太子参 10g，白术 10g，茯苓 10g，枳壳 10g，薏苡仁 30g，冬瓜皮 30g，大腹皮 15g，白鲜皮 30g，苦参 15g，车前子 15g，泽泻 15g，重楼 15g，生地黄 15g，牡丹皮 15g，白花蛇舌草 30g。

二诊。

刻下症 上方服药十四剂，病情减轻。

上方加陈皮 10g、川萆薢 15g。

三诊。

刻下症 再服药三十剂，无新出皮疹，糜烂面恢复。

按语

本例证属脾虚湿盛，兼感毒邪。症见脘腹胀满，大便稀。治以健脾益气、除湿解毒治法。方以黄芪、太子参、白术、茯苓、枳壳健脾益气，薏苡仁、冬瓜皮、大腹皮、白鲜皮、苦参、车前子、泽泻清热除湿，使邪有出路；重楼、白花蛇舌草清热解毒，生地黄、牡丹皮凉血活血，收到良效。天疱疮的发生以脾虚湿盛为其本，湿热、毒热、血热为其标，在急性期清热除湿、清热解毒、凉血解毒，"治病必求于本"，采用健脾益气以治其本，并贯彻治疗始终，以达到标本兼治。

（摘自：娄卫海，周垒，刘矗. 张志礼皮肤病临证笔谈[M]. 北京：北京科学技术出版社，2016：208-209.）

案例四

李某[24]，男，52 岁，2013 年 3 月 4 日初诊。

主诉 全身红斑水疱、糜烂渗出瘙痒 2 年，加重 3 个月。

现病史 2 年前偶尔发现皮肤起大小不等的水疱，瘙痒，渐渐加重，在某医院做皮肤组织病理切片诊断为"寻常型天疱疮"，给予激素、氨苯砜等治疗后好转，不久又复发。近 3 个月来皮损较以前增多，已经波及口腔。瘙痒甚，纳食少，大便 1 日 3 次。患者对西医西药治疗已经失去信心，经人介绍来陕西省中医药研究院皮肤科就诊。检查：皮肤可见大小不等的红斑、水疱，痂皮。主要发生在躯干及四肢。疱壁松弛，疱液清亮充盈，有破溃糜烂渗出现象，部分皮损表面附有脓性分泌物，气味腥臭，尼科利斯基征阳性。舌体胖大，质淡红，舌苔白厚腻，脉沉滑。

中医诊断　天疱疮。

中医证型　脾胃湿热（湿重于热）证。

西医诊断　寻常型天疱疮。

治法　健脾清热利湿。

中药处方　除湿胃苓汤加味。苍术 10g，厚朴 10g，鱼腥草 20g，陈皮 10g，猪苓 10g，泽泻 10g，茯苓 30g，白术 10g，滑石 15g，防风 10g，栀子 10g，通草 10g，山楂 15g，甘草 6g，金银花 20g，扁豆 15g，薏苡仁 30g。每日一剂。

外用　氧化锌油外涂，每天 2 次。

2013 年 3 月 19 日二诊。

刻下症　服药十四剂，症状改善，瘙痒减轻，无新出水疱，胃纳好转，大便正常。

上方去金银花、鱼腥草，加合欢皮 20g。

2013 年 4 月 6 日三诊。

刻下症　服用上方十四剂，皮肤基本恢复正常，留有色素沉着斑，又服半个月后未再发作。

上方加党参 20g、黄芪 20g，五剂量制成水丸，每次 5g，巩固疗效，防止复发。

1 年后随访，皮肤正常，未再复发。

按语

脾胃为后天之本，胃气旺盛则五脏皆受水谷精微之灌溉而受益，胃气伤则易生疾病，而且药物之能战胜病邪，亦须借胃气以疏布药力。本案患者天疱疮为脾胃湿热作祟，瘙痒甚则心神受扰，心火亢盛复加湿热内阻，两邪交蒸，以致火毒夹湿，内不得泄，外不得出，流溢肌肤而成脾胃湿热之征，加之西药不时服用，脾胃之气大受戕伐。治疗清热利湿和顾护脾胃并重。除湿胃苓汤加味侧重祛除脾胃之湿，清热解毒之品只有栀子、金银花等两三味，其余多为燥湿化湿利湿之品，多管齐下，脾胃之湿去热清，自然可以恢复正常的运化功能。三诊时，又酌情加入黄芪、党参，补益中土，对正气来复起到加速作用。

（摘自：闫小宁，李争红. 韩世荣 [M]. 北京：中国医药科技出版社，2014：291.）

第十九章　补土理论治疗类天疱疮案例

案例一

患者[25]，男，75 岁，2015 年 3 月初诊。

主诉：反复四肢远端红斑、丘疹、水疱及大疱伴瘙痒 3 个月。

现病史：2014 年 12 月患者双下肢远端无明显诱因下出现丘疹、红斑，随后在红斑基础上可见水疱及大疱，疱壁较厚不容易溃破，自行消毒治疗未至医院规范诊治，症状未见好转，病情进一步发展，四肢局部出现密集分布的丘疹、水疱并伴有剧烈瘙痒，遂至医院就诊，当地医院诊断为"感染性湿疹性皮炎"，并予以治疗（具体不详），其后病情进一步发展，皮损进一步增多，逐渐融合成片，水疱进一步增大，遂至我院就诊。四诊摘要：患者双上肢远端可见大片红斑，局部可见密集分布的丘疹水疱及大疱；双侧小腿足背可见大疱及糜烂面，局部渗血，查体尼科利斯基征阴性。稍烦躁，纳呆眠欠佳，大便偏烂，小便调，舌质红苔黄腻，脉滑数。

中医诊断　火赤疮。

中医证型　脾虚湿盛，热毒内蕴证。

西医诊断：大疱性类天疱疮。

治法：清热解毒，健脾除湿。

中药处方　金银花 20g，半枝莲 20g，黄柏 12g，生黄芪 30g，苍术 15g，白术 15g，厚朴 10g，陈皮 12g，猪苓 15g，泽泻 12g，土茯苓 15g，滑石 20g，车前草 12g，栀子 10g，木通 6g，肉桂 3g，甘草 6g。

水煎服，日一剂，共三十剂。

同时给予米诺环素 50mg/d，分 2 次口服以抗感染。雷公藤多苷片 20mg/d，分 2 次口服，以抗炎抑制免疫。盐酸西替利嗪 10mg/d，1 次口服，抗过敏止痒。奥美拉唑 20mg/d，分 2 次口服保护胃黏膜。

2015 年 5 月二诊。

刻下症　治疗 1 个月后随访，患者病情好转，红斑、丘疹减轻，水疱干涸，无新发皮疹，根据辨证论治调整中药，患者病情稳定。

按语

中医学认为本病病机多为湿热蕴肤，病变脏腑在脾胃，其中脾胃可虚可实，可寒可热，治疗当辨湿热轻重，临床多应用温、清、补、消法以恢复或者增强中焦脾胃运化水湿的功能。脾胃为后天之本，为水谷精微化生之源，因而凡能促进脾胃正常运化者均为补土之法。综合患者的舌脉症状及皮损特点，四诊合参，中医辨证为脾虚湿盛、热毒内蕴，以清热解毒、健脾除湿为治法，予除湿胃苓汤辨证用药。除湿胃苓汤出自明代吴谦《医宗金鉴》，具有健脾利水，清热除湿之功，方中金银花、半枝莲清热解毒兼祛湿；黄柏、泽泻、土茯苓、栀子、车前草、木通清热利湿，"洁净府"，使湿热邪毒从小便去；白术、苍术、陈皮、黄芪、甘草共奏健脾益气、化湿利水的功效；并且中土无火则水湿难去，通过一味肉桂温补中阳使得脾阳得升，中焦湿邪得以温化，雾霾得散，则四肢水疱、大疱可消。

（摘自：陈宾，魏宝永. 中西医结合治疗大疱性类天疱疮 1 例[J]. 中医临床研究，2016，8（7）：99-100.）

案例二

李某[26]，女，72 岁，2012 年 4 月 3 日初诊。

主诉 全身红斑水疱、糜烂渗出瘙痒 5 年，复发 1 个月。

现病史 5 年前偶然发现皮肤起很多大小不等的水疱，瘙痒明显，后皮疹逐渐加重，在某医院做皮肤组织病理切片诊断为"大疱性类天疱疮"，给予激素等。治疗，情况有所好转，不久又复发。1 个月前因情绪不好症状复发，皮损较以前增多，主要发生在躯干、两侧腋窝、腹股沟及腘窝部。已经累及口腔。纳食少。大便 2 日 1 次。本人要求用中药调理治疗，转来我科就诊。专科检查：皮肤可见大小不等的红斑、水疱，痂皮及色素斑。主要发生在躯干、两侧腋窝、腹股沟及腘窝部，疱壁较厚，尼科利斯基征阴性。舌质红，舌苔薄黄腻，脉滑数。

中医诊断 天疱疮。

中医证型 脾胃湿热（热重于湿）证。

西医诊断 大疱性类天疱疮。

治法 清热利湿。

中药处方 龙胆泻肝汤加味。龙胆草 8g，栀子 10g，黄芩 10g，柴胡 8g，生地黄 15g，车前子 10g，泽泻 10g，通草 6g，当归 10g，甘草 6g，薏苡仁 30g，陈皮 10g，茯苓 15g，鱼腥草 20g，金银花 20g。

每日一剂，水煎 2 次混合后早晚分服。

外用 氧化锌油涂抹，每日 2 次。

嘱咐家属注意保护疮面，预防感染。

2012 年 4 月 11 日二诊。

刻下症 自诉服上方七剂，症状显著改善，瘙痒减轻，无新水疱发生，饮食转好，大便正常。效不更方，继续使用上方内服，每日一剂，水煎 2 次混合，早晚饭后分服。外涂药及注意事项同前。

2012 年 4 月 19 日三诊。

刻下症　上方又服七剂后，皮肤基本恢复正常，纳可，二便正常，遗留色素沉着斑。舌质淡红，舌苔薄白润，脉沉滑。湿热已去，脾胃虚弱是本，故处方调整如下。

中药处方　党参 20g，白术 12g，茯苓 20g，陈皮 10g，姜半夏 10g，甘草 6g，合欢皮 20g，扁豆 15g，黄芪 20g，山药 20g，薏苡仁 30g，鱼腥草 20g，枳壳 10g，白鲜皮 20g，桂枝 6g。

每日 1 剂，水煎 2 次混合后早晚分服。

服半个月后未再发作。嘱咐以 4 月 19 日药方六剂的量制成水丸，每日 2 次，每次 5g，巩固疗效，防止复发。

2 年后随访，皮肤正常，未再复发。

按语

本案患者为老年性天疱疮患者，病程达 5 年之久，时好时坏反复不愈，并有口腔症状，辨证属于脾胃湿热（热重于湿）证，脾虚为本，湿热为标，本着"急则治标"的原则，用龙胆泻肝汤清热利湿治本，薏苡仁、茯苓、陈皮健脾渗湿兼以固本。

湿热去除后，加强健脾补土以固本，黄芪、党参之属在恢复期可建功，先汤剂后丸方十分利于老年人服用，坚持治疗而无复发之虞。

（摘自：闫小宁，李争红. 韩世荣[M]. 北京：中国医药科技出版社，2014：292-293.）

第二十章　补土理论治疗掌跖脓疱病案例

案例一

马某[27]，女，26岁，2011年2月14日初诊。

主诉　手掌反复起脓疱5个月。

现病史　患者5个月前无明显诱因，先于左手食指、无名指末端屈侧，右手大鱼际及掌心可见细小水疱，发疹局部瘙痒，2～3天后水疱变为脓疱，10天后脱屑明显，3个月前皮疹累及左手小鱼际处。四诊摘要：双手散在细小脓性水疱，部分干瘪而呈针尖样褐色色素印，局部干燥脱屑，偶有瘙痒，手指指甲凹陷变形，伴手足心热，口干口苦，大便尚可，小便短赤，舌质红，苔黄厚腻，脉滑数。

中医诊断　癌疮。

中医证型　脾虚湿蕴化热证。

西医诊断　掌跖脓疱病。

治法　健脾利湿，清热凉血。

中药处方　黄芪40g，生薏苡仁60g，茯苓20g，土茯苓80g，滑石（包煎）20g，木通10g，黄芩15g，黄柏15g，苍术15g，苍耳子10g，车前草（包煎）15g，泽泻15g，萆薢30g，半枝莲15g，白英30g，蒲公英30g，紫草15g，杏仁10g，蜈蚣2条，全蝎6g，野菊花20g。

水煎内服，日一剂，共七剂。

外用　地骨皮30g，秦艽30g，明矾40g，川椒40g，五倍子20g，生百部40g，黄柏40g，雄黄20g，地肤子30g，土槿皮30g，苍耳子30g，黄精30g，木通20g，白鲜皮30g，苦参40g。

水煎取汁，两日一剂，外洗泡手。

外用三黄止痒散、曲安奈德益康唑乳膏，两者以1：2比例混合均匀，每日2次涂搽患处。

2011年2月21日二诊。

刻下症　患者水疱明显消退，但亦有新生者，新发水疱2～3天变为脓疱。继服前方加虎杖30g，甘草6g。外洗方加蒲公英40g、儿茶30g、狼毒20g。用法如前。

中药处方　黄芪40g，生薏苡仁60g，茯苓20g，土茯苓80g，滑石（包煎）

20g，木通 10g，黄芩 15g，黄柏 15g，苍术 15g，苍耳子 10g，车前草（包煎）15g，泽泻 15g，萆薢 30g，半枝莲 15g，白英 30g，蒲公英 30g，紫草 15g，杏仁 10g，蜈蚣 2 条，全蝎 6g，野菊花 20g，虎杖 30g，甘草 6g。

水煎内服，日一剂，共七剂。

外用 地骨皮 30g，秦艽 30g，明矾 40g，川椒 40g，五倍子 20g，生百部 40g，黄柏 40g，雄黄 20g，地肤子 30g，土槿皮 30g，苍耳子 30g，黄精 30g，木通 20g，白鲜皮 30g，苦参 40g，蒲公英 40g，儿茶 30g，狼毒 20g。

水煎取汁，两日一剂，外洗泡手，共四剂。

2011 年 2 月 28 日三诊。

刻下症 皮疹恢复良好，手足部较为光亮。已无新发，诸症皆轻。继服前方加浮萍 15g。服七剂。

中药处方 黄芪 40g，生薏苡仁 60g，茯苓 20g，土茯苓 80g，滑石（包煎）20g，木通 10g，黄芩 15g，黄柏 15g，苍术 15g，苍耳子 10g，车前草（包煎）15g，泽泻 15g，萆薢 30g，半枝莲 15g，白英 30g，蒲公英 30g，紫草 15g，杏仁 10g，蜈蚣 2 条，全蝎 6g，野菊花 20g，虎杖 30g，甘草 6g，浮萍 15g。

水煎内服，日一剂，共七剂。

按语

本例患者双手掌脓疱为患，盖脾虚生湿，从于化热，湿热之邪，熏蒸掌心，肉腐成脓，而发本病。治疗上以《疡科心得集》"萆薢渗湿汤"为基础方加减。方中重用土茯苓解毒除湿；萆薢利水，分清化浊，均为主药。茯苓、苍术、生薏苡仁配伍不但可以健脾祛湿，从根本上祛除湿邪之来源，而且可防苦寒药物伤及脾土；黄柏、泽泻泄热渗湿；车前草、滑石、木通利水通淋；黄芪益气利水；亦有杏仁一味，乃开肺表之品。如此燥湿、渗湿、导湿、利湿并用，使湿之退而有路，或从健脾而解，或从小便而解，或从腠理而出。同时辅以清热凉血之品，并加如蜈蚣、全蝎之虫类药物，取其走窜通络，以毒攻毒之效。诸药相伍，燥湿利水而且不伤阴，补益扶正而不敛邪，标本兼治，湿祛热清，掌复光亮。

（摘自：杨素清，苗钱森. 王玉玺[M]. 北京：中国医药科技出版社，2014：129-131.）

案例二

患者[28]，女，58 岁，2012 年 12 月 20 日初诊。

主诉 前胸、肩部疼痛 20 余年，双手掌、足趾起脓疱 10 年，加重 10 个月。

现病史 20 多年前与家人吵架后出现前胸、肩部疼痛不适，未予治疗，疼痛逐渐加重，伴局部红肿，无发热、畏寒、恶心、呕吐等不适，且渐出现活动受限，不能提重物，此后反复发作。约 10 年前，疼痛发作时伴有双手掌、足趾散在粟粒大小脓疱出现，于当地医院诊断为"掌跖脓疱病"，予口服及外用药物（具体不详）治疗，效果尚可，但易复发。2012 年 2 月无明显诱因胸肩部疼痛加重，双手掌及足趾处再次出现脓疱。3 个月就诊于某院，诊断为"掌跖脓疱病性关节炎"，予注射"英利西单抗"治疗，症状明显好转，但治疗期间反复出现药物疹而停药。近 1 个月掌跖部皮损较前加重，且躯干出现散在片状红斑，瘙痒剧烈。四诊摘要：掌跖可见花生粒至板栗大小红斑，其上散在米粒大小脓疱，伴角化及脱皮，对称分布，无破溃及渗出；双侧胸锁关节处隆起，双肩关节及胸骨多发压痛，其余关节未见明显异常。面色萎黄，体倦乏力，食少，食后腹胀，舌淡，苔薄黄，脉左沉弦，右浮滑而数，但沉取无力，二便尚可。实验室检查：CT 示胸锁关节面不规则破坏，关节面边缘骨质增生硬化，第一、二肋软骨硬化。实验室检查：血沉 76mm/h；C-反应蛋白 22mg/L；类风湿因子阴性。血尿常规检查、肝功能、肾功能、血脂、血糖等未见明显异常。

中医诊断　瘑疮。

中医证型　脾胃气虚，湿热阻滞证。

西医诊断　掌跖脓疱病性关节炎。

治法　补中益气，清利湿热。

中药处方　补中益气汤加减。黄芪 25g，人参 15g，砂仁 12g，炙甘草 10g，当归 10g，陈皮 15g，茯苓 15g，柴胡 12g，姜半夏 15g，龙胆草 10g，黄芩 15g，栀子 12g，防风 15g，桃仁 10g，泽泻 10g，大枣 10g，生姜 5g。

水煎内服，日一剂，共七剂。

外用　松馏油霜及复方地塞米松霜，2 次/日。

二诊。

刻下症　上方用五剂后无新生脓疱，瘙痒明显好转，胸肩部疼痛略有减轻，腹胀症状消失。上方去龙胆草继续口服及外用药膏。

中药处方　补中益气汤加减。黄芪 25g，人参 15g，砂仁 12g，炙甘草 10g，当归 10g，陈皮 15g，茯苓 15g，柴胡 12g，姜半夏 15g，黄芩 15g，栀子 12g，防风 15g，桃仁 10g，泽泻 10g，大枣 10g，生姜 5g。

水煎内服，日一剂，共七剂。

外用　松馏油霜及复方地塞米松霜，2 次/日。

三诊。

刻下症　上方服用七剂后瘙痒及皮损基本消失，胸肩部疼痛明显减轻。上方去黄芩、栀子后继续口服。停用外用药膏，胸肩部偶有疼痛，且疼痛较轻。

中药处方　补中益气汤加减。黄芪 25g，人参 15g，砂仁 12g，炙甘草 10g，当归 10g，陈皮 15g，茯苓 15g，柴胡 12g，姜半夏 15g，防风 15g，桃仁 10g，泽泻 10g，大枣 10g，生姜 5g。

水煎内服，日一剂，共十五剂。

随访 1 年，未见复发。

按语

本例患者掌跖脓疱病的同时伴有胸肩部疼痛。肩胛属小肠经，胸胁属胆经，此为思虑伤心，心火下移小肠，故痛从背胛起，及虑不能决，又归之于胆，木郁风动，火郁热发，故痛至胸胁而止。肝木升于脾土，胆木降于胃土，肝脾左旋，胆胃右转，土气回运而木气条达，水谷腐熟，精气滋生，所以无病。今郁怒而肝胆克脾胃，胃气不降，脾气不升，土气不运，日久脾胃亏虚，水谷消迟，脾肺之气，郁而不宣，淫生湿邪，故面色萎黄，神疲倦怠，食少腹胀。处方采用补中益气汤为基础方培补中土，配伍清利湿热，和胃降逆，祛风止痒之药，使中气轮转则水湿之邪自去。本病虽然以掌跖部的红斑、脓疱、脱屑及瘙痒等热证为主，但其根本还是中土脾胃气虚，所谓胃主降浊，脾主升清，湿则中气不运，升降反作，清阳下陷，浊阴上逆，百病丛生，所以治疗本病不可一概清热凉血祛风，其固护脾胃为关键。

（摘自：李光杰，李威威，刘卫兵. 补中益气汤加减治疗掌跖脓疱病性关节炎 1 例[J]. 中国中西医结合皮肤性病学杂志，2014，13（4）：262-263.）

案例三

王某[29]，女，44 岁，2005 年 2 月 6 日初诊。

主诉 双手、足心水疱、脓疱反复发作 1 年。

现病史 1 年前无明显诱因出现掌跖部对称的皮损，掌部皮损初发于大小鱼际，随后逐渐扩展至掌心、跖中部及内侧。鳞屑下反复出现成群新疱，皮疹时轻时重，经久不愈；伴有不同程度瘙痒。患者眠可，寐安，二便调，舌淡胖，苔白，脉濡滑。专科检查：掌跖部对称性红斑上成群淡黄色针头至粟粒大小脓疱及水疱，不易破裂，脓疱干涸后结痂脱屑。实验室检查未见异常。

中医诊断 瘑疮。

中医证型 脾虚湿盛证。

西医诊断 掌跖脓疱病。

治法 清热燥湿，理气和中。

中药处方 除湿胃苓汤加减。苍术 15g，厚朴 10g，陈皮 10g，生甘草 10g，茯苓 10g，猪苓 10g，泽泻 10g，白术 10g，滑石 10g，茵陈 20g。七剂。

外用 枯矾 30g，白矾 30g，土茯苓 30g，黄柏 15g，白鲜皮 15g，地骨皮 15g，五倍子 10g，苦参 20g，苍术 30g。将手浸泡 30～40min，每日 1 次熏洗后外涂冰黄肤乐软膏封包。

2005 年 2 月 13 日二诊。

刻下症 患者症状有所缓解，但是仍反复出现脓疱及水疱，瘙痒，继用上方十四剂。

2005 年 2 月 28 日三诊。

刻下症　水疱、脓疱明显减轻，皮疹不红，皮肤干燥，微痒。原方去苍术、滑石、茵陈，加玉竹 10g，养阴润燥，十四剂。

2005 年 3 月 15 日四诊。

刻下症　仅有少许水疱、脓疱，以干燥、少许脱屑为主症，不痒，在三诊方基础上加党参 20g，以益气养血，十四剂。坚持治疗 2 个月后痊愈。

按语

本案例为脾虚湿盛证，治以清热燥湿、理气和中之除湿胃苓汤为主方加减，处方集燥湿运脾、行气和胃、利水渗湿于一体，四诊时加入党参加强益气养血之功，促进中土的功能快速恢复，从根本上祛除湿邪之来源，达到标本兼治的目的。

（摘自：杨志波. 欧阳恒［M］. 北京：中国医药科技出版社，2014：260-261.）

第二十一章 补土理论治疗过敏性紫癜案例

案例一

王某，女，15岁，2015年4月13日初诊。

主诉 因双小腿起瘀点、瘀斑1个月。

现病史 1个月前患者因感冒后，双小腿开始出现瘀点、瘀斑，渐增多，多次至当地门诊口服药物治疗，效果欠佳，遂来我院就诊。四诊摘要：双小腿泛发暗红瘀点、瘀斑，食欲不振、面色少华、神疲乏力、头晕、心悸、便溏，舌淡苔薄白，脉细弱。辅助检查：血尿常规检查无异常。

中医诊断 葡萄疫。

中医证型 脾虚失摄证。

西医诊断 过敏性紫癜。

治法 健脾益气摄血。

中药处方 党参20g，黄芪20g，白术15g，怀山药15g，茯神10g，陈皮5g，当归10g，血余炭10g，炙甘草10g。

水煎内服，日一剂，共七剂。

2015年4月20日二诊。

刻下症 双小腿泛发暗红色瘀点、瘀斑明显减少，食欲、面色、精神均好转，无头晕、心悸。原方续服七剂后痊愈。

中药处方 党参20g，黄芪20g，白术15g，怀山药15g，茯神10g，陈皮5g，当归10g，血余炭10g，炙甘草10g。

水煎内服，日一剂，共七剂。

按语

脾为后天之本，为肺之母，脾胃虚弱，正气不足，肺卫外不固，易感外邪而致紫癜；其次脾统血，脾气虚不能摄血而致血液溢出于脉外而致紫癜。本患者具有典型的脾气虚弱，中州不运，脾失统摄之权，血不循经，外溢经络之象，治以健脾益气摄血。方中党参、怀山药、白术、陈皮、茯神健脾益气，黄芪益气固血，当归、血余炭活血化瘀，炙甘草调和诸药，全方共奏益气健脾、活血化瘀之效。过敏性紫癜虽有内外因素两方面病因，但脾虚是关键的内因，治疗本病需重视补土（补脾）扶正。

案例二

张某[30]，女，9岁，2017年12月21日初诊。

主诉 全身反复起瘀点、瘀斑10月余。现病史：患儿10个月前无明显诱因出现全身散在紫癜样皮疹伴瘙痒，在当地多家医院就诊，诊断为"过敏性紫癜"，主要予口服激素治疗，症状控制但停药反复，现口服醋酸泼尼松25mg/d。刻下症：自觉皮疹少许瘙痒，疲倦乏力，纳差，小便色偏红，大便稀烂，舌淡红，苔白腻，脉弦细。专科检查：躯干、四肢散在紫癜样皮疹，摸之少许碍手，压之不褪色，未见水疱、糜烂。实验室检查：尿液常规示尿潜血＋＋，尿蛋白＋；尿液肾功能检查：尿免疫球蛋白G 51.5mg/L，尿免疫球蛋白κ轻链16.2mg/L，尿免疫球蛋白λ轻链12.9mg/L，尿液白蛋白895mg/L，尿α1微球蛋白15.6mg/L，尿运铁蛋白43.1mg/L。

中医诊断 葡萄疫。

中医证型 脾虚血瘀证。

西医诊断 过敏性紫癜性肾炎。

治法 健脾益气，活血化瘀。

中药处方 太子参15g，白术10g，茯苓10g，生地黄15g，牡丹皮10g，泽泻10g，仙鹤草10g，墨旱莲10g，白茅根15g，茜草15g，乌梅10g，小蓟10g，甘草10g，紫苏叶10g，防风10g，赤芍10g，紫珠草10g，芡实10g，布渣叶15g。

十四剂，水煎服，日一剂。

同时予中成药裸花紫珠片0.5g，日3次。西药继续予醋酸泼尼松25mg，日1次，维生素AD滴剂1粒，日1次。

外用 予消炎止痒霜。

二诊。

刻下症 躯干、四肢瘀点、瘀斑颜色较前稍减淡，无新起皮疹，无明显瘙痒，纳呆，眠可，小便色稍红，大便干结，舌红，少苔，脉弦细。复查尿潜血＋，尿蛋白＋。

中药前方去白术，太子参易为北沙参10g，十四剂。醋酸泼尼松减量至20mg，日1次。

三诊。

刻下症 躯干、四肢未见明显瘀点、瘀斑，无瘙痒，少许咽痛咳嗽，纳眠可，小便颜色未见明显异常，大便仍较稀烂，舌红，苔腻微黄，脉滑。复查尿潜血＋－，尿蛋白＋－。

中药前方去墨旱莲、布渣叶，加薏苡仁15g、牛蒡子10g、白芍10g、白鲜皮10g，二十一剂。中成药予止嗽糖浆（广东省中医院院内制剂）。醋酸泼尼松减量至 15mg，日 1 次。

四诊。

刻下症 躯干、四肢瘀点、瘀斑基本消退，无瘙痒，汗多，无咳嗽咯痰，纳眠可，二便调，舌红，苔薄白，脉细，尺脉弱。复查尿潜血-，尿蛋白-。

中药前方去赤芍、牛蒡子、白鲜皮，加薄盖灵芝 15g，糯稻根 15g，二十一剂。醋酸泼尼松减量至 10mg，日 1 次，并嘱 1 周后可减至 5mg，日 1 次。

五诊。

刻下症 躯干、四肢未见瘀斑、瘀点，出汗改善，纳眠可，二便调，舌偏红，苔薄黄，脉弦细。复查尿潜血阴性，尿蛋白阴性。

中药前方加芦根 10g，二十一剂。予停服激素。

随访半年，紫癜未再发，定期行尿常规检查未见明显异常。

按语

儿童过敏性紫癜的发生有风热外感而诱发，也有血热妄行而致血不循经外溢脉外所致。"邪之所凑，其气必虚"，小儿脾常不足是其重要的生理特点，脾虚致肺气亏虚，卫外不固，易感外邪。此外，脾主统血，气虚无力摄血易致出血。

本例为过敏性紫癜合并肾炎，由于小儿先天禀赋不足，感受四时邪气，热毒之邪侵袭，蕴结肌肤血脉，扰动血络，迫血妄行，病情迁延日久，损及脾肾，表现为疲倦乏力、纳差、大便溏稀等脾虚症状，病症结合，可辨为脾虚血瘀之证，方用参苓白术散合自拟血管炎方加减治疗，方中四君子汤（太子参、茯苓、白术、甘草）健脾益气，自拟血管炎方（生地黄、牡丹皮、泽泻、仙鹤草、茜草、乌梅、白茅根、小蓟、紫珠草等）凉血止血，解毒化瘀，加防风、紫苏叶疏散风邪。诸药配伍共奏健脾益气，凉血止血，解毒化瘀之功。对于儿童过敏性紫癜，本着小儿脾常不足的生理特点，处方用药轻巧灵活，顾护脾胃，补而不碍滞，清利而不伤正。

（摘自：卢积坪，李红毅，党若楠，等. 禤国维教授治疗儿童过敏性紫癜性肾炎经验[J]. 中国医药导报，2019，16（36）：149-152.）

案例三

王某[31]，男，23 岁，2012 年 9 月 18 日初诊。

主诉 双下肢反复起疹 1 个月。

现病史 患者 1 个月前无明显诱因出现双下肢起疹，色红，反复发作，劳累后加重，无特殊不适。未予重视，近日皮疹增多，为进一步诊治就诊于北京中医医院门诊。刻下症：双下肢散在红色针尖大小斑点，乏力气短，无关节痛、腹痛等不适，纳呆，眠可，二便调，尿常规检查示无明显异常。既往体健，无药物及食物过敏史。舌红，苔白，脉滑。

中医诊断　葡萄疫。

中医证型　脾气亏虚，血热妄行证。

西医诊断　过敏性紫癜。

治法　健脾益气，凉血止血。

中药处方　茯苓 15g，生白术 10g，山药 10g，大黄炭 10g，白茅根 30g，牡丹皮 20g，赤芍 10g，生地黄炭 10g，黄芩炭 20g，辛夷 15g，苍耳子 10g，蝉蜕 15g，龙胆草 10g，浮萍 10g，防风 10g，荆芥穗炭 10g，仙鹤草 30g，地龙 10g，紫草 20g，黄柏 15g，怀牛膝 10g，威灵仙 30g。

日一剂，水煎温服，每日 2 次。

同时嘱患者多休息，少剧烈运动，清淡少油腻饮食。

2012 年 9 月 27 日二诊。

刻下症　患者诉服药后皮疹明显消退，劳累后仍有新发皮疹，余无明显变化。舌红苔白，脉滑。效不更方，治疗仍以健脾益气，凉血止血为主。

中药处方　茯苓 15g，生白术 10g，山药 10g，大黄炭 10g，白茅根 30g，牡丹皮 20g，赤芍 10g，生地黄炭 10g，黄芩炭 15g，辛夷 10g，蝉蜕 15g，防风 10g，荆芥穗炭 10g，仙鹤草 15g，紫草 20g，黄柏 15g，怀牛膝 10g，乌梢蛇 10g，侧柏炭 15g，地肤子 15g。

2012 年 10 月 11 日三诊。

刻下症　患者诉活动后仍有少许新发红色斑点，余无明显变化。舌红苔白，脉滑。

中药处方　茯苓 15g，生白术 10g，大黄炭 15g，白茅根 40g，牡丹皮 20g，生地黄炭 15g，黄芩炭 15g，仙鹤草 30g，紫草 20g，怀牛膝 10g，侧柏炭 15g，生黄芪 30g，女贞子 10g，鸡血藤 30g，阿胶珠 10g，乌梅 10g，白芍 25g，旱莲草 30g，白花蛇舌草 30g，白僵蚕 30g。

2012 年 11 月 7 日四诊。

刻下症　患者诉近 1 个月双下肢皮疹消退，未复发，纳可眠安，二便调。舌红苔薄黄，脉滑。

中药处方　茯苓 15g，生白术 10g，白茅根 40g，牡丹皮 20g，生地黄炭 15g，黄芩炭 15g，紫草 20g，怀牛膝 10g，生黄芪 30g，女贞子 10g，鸡血藤 30g，阿胶珠 10g，白芍 25g，旱莲草 30g，白花蛇舌草 30g，白僵蚕 30g，藕节炭 10g，生侧柏叶 10g，黄连 10g，蝉蜕 10g。

2012 年 12 月 20 日五诊。

刻下症　患者病情痊愈，未复发。为巩固疗效，继服前方七剂。

3 个月后随访未见复发。

按语

此患者既有乏力气短，纳呆，反复发作，劳累后加重等脾虚症状，也有皮疹色红、舌红等血热的表现，治以健脾益气，凉血止血。清热凉血止血选用炭类药物，如生地黄炭、大黄炭、黄芩炭、荆芥穗炭，性味收涩，止血效良，但易致大便不畅，中病即止；治疗过程中使用茯苓、生白术、山药健脾益气，三诊时加入生黄芪，增强健脾益气之功。此案例为脾虚血热型，对于血热证的患者治疗上不仅要清热凉血、祛风消斑，同时一定要注意顾护脾胃、健脾益气，治疗上健脾益气这一思路贯穿本病治疗的始终。

（摘自：周冬梅. 王莒生[M]. 北京：中国医药科技出版社，2014：81-84.）

第二十二章　补土理论治疗变应性血管炎案例

案例一

邵某[32]，男，35 岁，1987 年 10 月初诊。

主诉　下肢紫斑、溃疡半年余。

现病史　无明显诱因下肢及踝部散在结节、红斑、紫斑，有溃疡损害，持续发作半年，未曾就诊。四诊摘要：慢病病容，下肢及踝部散在结节、紫斑、溃疡。胃纳呆，有时腹泻。舌淡无苔，脉缓。病理组织检查报告：真皮血管周围有大量炎性细胞浸润和核碎裂，有少量嗜酸性粒细胞浸出。

中医诊断　梅核丹。

中医证型　气虚证。

西医诊断　变应性血管炎。

治法　补气健脾。

中药处方　内服保元汤加味。黄芪 15g，党参 12g，陈皮 15g，桂枝 10g，甘草 10g。

水煎服，日一剂，共十二剂。

二诊。

刻下症　连服十二剂，腹泻痊愈，又服三十剂，双下肢及踝部病变全部消退。1 年后随访，未再复发。

按语

变应性血管炎是皮肤毛细血管及小血管的坏死性血管炎，临床常见血瘀证、湿热证、气虚证型，临床常应用活血化瘀、清热利湿、补气健脾法治疗。本患者病程较久，病久多虚，患者以正气亏虚为主：脾虚则胃纳差，不能运化水湿，故见腹泻；中土脾虚，气血生化乏源，血虚则肌肤失养，故见溃疡不易愈合。治疗过程中抓住了中土亏虚的核心病机，以补气健脾为主，采用保元汤坚持治疗后痊愈。

（摘自：黄庆山. 变应性血管炎的中医治疗 [J]. 医学研究通讯，1992，21（6）：19.）

案例二

梁某[33]，女，15 岁。

主诉 反复双小腿及双足肿痛、溃疡渗液3月余。

现病史 3个多月前双侧小腿及双足肿痛，随后出现溃疡，在外院内服外用药物治疗未见明显好转。四诊摘要：患者神清，精神一般，双小腿及双足稍肿胀，可见散在溃疡，部分结痂，其中较大者位于左足背，大小约 1cm×5cm，有淡黄色脓液流出，肤温稍高，时疼痛较甚，可见皮肤色素沉着，胃纳可，寐欠佳，二便调，舌淡红，苔薄黄，脉弦细。辅助检查：血白细胞计数 12.98×10^9/L，中性粒细胞 0.77，淋巴细胞 0.16，血小板计数 428×10^9/L；免疫球蛋白 IgM 37.6g/L，补体 40.62g/L，总补体 CH50 49.0u/mL。

中医诊断 瘀血流注。

中医证型 正气虚损，湿热下注证。

西医诊断 变应性皮肤血管炎。

治法 益气固表，清热利湿。

中药处方 黄芪25g，苍术10g，防风15g，车前子15g，紫草15g，豨莶草15g，茜草10g，旱莲草10g，土茯苓30g，仙鹤草30g。

水煎内服，日一剂，共七剂。

外用 中药沐足，处方：大黄、虎杖、金银花、牡丹皮各30g，每日一剂。

二诊。

刻下症 用药七剂，患者精神良好，双小腿及双足肿胀明显减轻，皮肤色素沉着，溃疡无明显渗液，大部分愈合，肤温基本正常，无恶寒发热，纳眠可，二便调。

三诊。

刻下症 上方再服药七剂，患者双小腿及双足肿胀消退，溃疡愈合出院。

改用中成药玉屏风颗粒冲服1个月巩固病情，半年后随访病情未见复发。

按语

此例患者发病已3个月，病属慢性缓解期，临床表现有虚实夹杂之证，辨证属正气虚损、湿热下注；治疗应标本兼顾，治以益气固表，清热利湿，处方采用黄芪配伍苍术利水消肿，黄芪补气生血，托毒排脓。五草汤（豨莶草、茜草、紫草、旱莲草、仙鹤草）有明显的清热解毒、抗炎消肿功效。其中豨莶草能祛风湿，通经络，利关节。现代研究亦认为豨莶草含豨莶苷、豨莶苷元等生物碱，有抗炎和较好的镇痛作用。茜草配合紫草行血、活血；旱莲草，性寒，味甘酸，具有滋阴益肾、凉血止血之功效。皮疹多与表虚、肺卫不固有关。《素问·咳论》云："皮毛者，肺之合也，皮毛先受邪气，邪气以从其合也。"故首当益卫固表，使皮毛得养，邪风得御。玉屏风散中黄芪补益脾肺之气，白术培土兼可生金，故在后期应用玉屏风散治疗变应性血管炎，能益气固表，巩固疗效，预防复发。

（摘自：王建春，林鸿国，白爽，等. 蔡炳勤教授分期辨治变应性血管炎经验[J]. 新中医，2011，43（12）：159-160.）

案例三

患者[34]，男，25岁，2018年7月25日初诊。

主诉 双小腿红斑、丘疹伴溃疡反复发作6年余，加重1月余。

现病史 患者6年前双足、小腿出现丘疹，逐渐加重，病情迁延反复发作。刻下症：双小腿肿胀，可见丘疹、红斑、结节、溃疡，疼痛重，食纳可，二便调，眠安。舌淡红，苔黄厚，舌下静脉迂曲，脉滑数。专科检查：双足背、踝、小腿轻度肿胀，散在红色丘疹、斑片，可触及结节，色红，触痛明显，小腿外侧溃疡面积4cm×4cm，肉芽不鲜，脓水淋漓，疮周色暗红。

中医诊断 瓜藤缠。

中医证型 湿热下注，瘀阻脉络证。

西医诊断 变应性血管炎。

治法 清热解毒，利湿通络。

中药处方 金银花30g，蒲公英30g，忍冬藤20g，白茅根20g，黄柏10g，六一散30g，丹参30g，赤芍10g，玄参20g，地龙10g，红花10g，鸡血藤15g，川牛膝15g，伸筋草15g，路路通15g，茯苓15g，白术10g，防己10g，生甘草9g。

十四剂，水煎，日一剂，早晚餐后温服。

外用 丘疹、结节处外用化毒散膏；溃疡处采用红纱条，日换药1次。

嘱患者忌食辛辣刺激之品、忌久站久立。药后患者自觉症状减轻，抄方再服七剂。

2018年8月15日二诊。

刻下症 肿胀、皮疹明显减轻，丘疹消退，红斑色暗，溃疡面积较前缩小至3cm×3cm，疼痛减轻。舌淡红，苔白，舌下络脉迂曲，脉细。

中药处方 黄芪20g，太子参20g，忍冬藤15g，鸡血藤15g，红花10g，桃仁10g，伸筋草15g，路路通15g，地龙10g，怀牛膝15g，枸杞子15g，山茱萸15g，白芍30g，生甘草6g。

十四剂，煎服法同前。

外用 溃疡处治疗方法同前。

后患者抄方服药1月余。

2018年10月10日三诊。

刻下症 皮损大部分已消退，溃疡面可见1cm×1cm痂皮，无疼痛，舌脉同前。

前方减忍冬藤，继续服用2个月。

按语

患者就诊时属于急性期，辨证属于湿热下注、瘀阻脉络，以清热解毒、利湿通络为法，祛邪的同时，酌以少许扶正药物，使用茯苓、白术、生甘草，健脾、益气、渗湿，同时配伍防己利水消肿。缓解期气虚血瘀、余毒未清，治以扶正托毒，兼以祛邪，选用黄芪、太子参，补益肺脾之气，气旺血行、瘀去络通，黄芪内托已溃疮疡、生肌收口，利于皮损愈合；桃仁、红花活血化瘀；鸡血藤、白芍等养血活血；地龙、路路通、伸筋草通经活络，将活血化瘀贯穿始终；忍冬藤清解余毒。纵观整个治疗，急性期主要是控制病情，以祛邪为主，兼以扶正，使用茯苓、白术健脾益气渗湿。"邪之所凑，其气必虚"，缓解期扶正为主，兼以祛邪，扶正除了补益肺脾外，还使用了山茱萸、枸杞子平补肾气，预防复发。

（摘自：韩颐，徐佳，曲剑华，等. 陈彤云分缓急辨治变应性皮肤血管炎经验[J].北京中医药，2022，41（1）：14-15.）

第二十三章　补土理论治疗剥脱性唇炎案例

案例一

张某[35]，女，23 岁，2015 年 6 月 30 日初诊。

主诉　唇部干燥脱屑 1 月余。

现病史　1 个多月前无明显诱因唇部出现轻微肿胀，随后干燥脱屑，自行外用润肤保湿剂治疗，效果不显，今日前来就诊。四诊摘要：唇部皮肤轻微肿胀，干燥脱屑，皲裂。有泛酸胃痛不适，纳可，大便不畅，口干，舌红，苔黄腻，脉弦滑。

中医诊断　唇风。

中医证型　脾虚湿蕴化热证。

西医诊断　剥脱性唇炎。

治法　健脾养阴，兼以清热燥湿。

中药处方　太子参 15g，白术 15g，茯苓 20g，山药 20g，石斛 15g，紫苏梗 15g，海螵蛸 30g，煅瓦楞子（先煎）15g，白芍 15g，桑白皮 15g，炒黄连 10g，甘草 5g。

水煎内服，日一剂，共七剂。

外用　唇部使用润肤保湿剂。

避免局部接触刺激性或化学性物质，如唇膏、辣椒油等；避免进食辛辣刺激的食物；避免舔舌。

2015 年 7 月 7 日二诊。

刻下症　唇部肿胀较前减轻，舌尖红，苔黄，睡眠差，上方去桑白皮，加麦冬 15g。

中药处方　太子参 15g，白术 15g，茯苓 20g，山药 20g，石斛 15g，紫苏梗 15g，海螵蛸 30g，煅瓦楞子（先煎）15g，白芍 15g，炒黄连 10g，甘草 5g，麦冬 15g。

水煎内服，日一剂，共七剂。

2015 年 7 月 14 日三诊。

刻下症　颜面出现淡红斑，丘疹（痤疮），舌淡红，苔薄白，脉弦。

上方去炒黄连，加生地黄 15g、牡丹皮 15g，十四剂。

2015 年 7 月 28 日四诊。

刻下症　唇部肿胀消退，面部皮疹减轻，上方去生地黄，太子参用量调整为 20g，十四剂。

2015 年 8 月 11 日五诊。

刻下症　唇部未见明显干燥，难入睡，大便不畅，小便调，舌尖红，苔薄白，脉弦。

上方去白芍，加大白术用量至 30g，加珍珠母 30g，龙齿 30g，酸枣仁 30g，肉苁蓉 10g，十四剂。

2015 年 8 月 25 日六诊。

刻下症　唇部淡红，无干燥瘙痒等不适感，服药后睡眠较前改善，无明显反酸胃痛。

上方去煅瓦楞子，继续巩固治疗。

按语

脾开窍于口，其华在唇；足阳明胃经络循夹口两旁，环绕嘴唇，所以唇炎的发生与脾胃关系最为密切。本案患者为年轻女性，素有脾胃虚弱，胃部不适；唇部肿胀、反酸、大便不畅、舌红，苔黄腻，脉弦滑均为湿热蕴结的表现，湿热蕴结中焦，中焦气机不畅，则反酸胃胀胃痛，湿热蕴结大肠则大便不畅；脾失运化，不能散精于唇部，唇失濡养，则唇部干燥皲裂。脾虚为本，湿热为标，中医治疗健脾养阴，兼以清热燥湿，处方中太子参、白术、茯苓、山药、甘草健脾益气，石斛、白芍清热养阴；炒黄连清热燥湿，清除中焦湿热；紫苏梗行气宽中，配伍海螵蛸、煅瓦楞子止痛，桑白皮配伍茯苓利水消肿，消除唇部肿胀。

本病案展示了治疗的全过程，患者脾虚与湿热同时存在，采用健脾兼以清热燥湿，清热燥湿药如黄连味苦性寒，选用炒制品可降低其寒性，减少对机体阳气的克伐，但是临床使用仍需中病即止，湿热祛除后表现为脾虚湿困，后期加大健脾药物如太子参、白术用量以固其本，整个治疗过程中补泻有度，补土的思想贯彻整个治疗。

（摘自：自刘俊峰，莫秀梅. 陈达灿[M]. 北京：中国医药科技出版社，2019：162-165.）

案例二

植某[35]，女，26 岁，2015 年 8 月 25 日初诊。

主诉　唇部干燥脱屑 2 年余。

现病史　2 年前无明显诱因唇部出现干燥脱屑，严重时皲裂疼痛，外用润肤保湿剂可稍减轻，病情时好时差，未曾药物治疗，今日前来就诊。四诊摘要：唇部皮肤干燥脱屑，皲裂。胃纳可，二便调，睡眠可，口干，舌尖红，苔少，脉细。

既往月经先期，量少，末次月经：8 月 7 日。

中医诊断　唇风。

中医证型　阴虚血燥证。

西医诊断　剥脱性唇炎。

治法　滋阴清热，养血润燥。

中药处方　熟地黄 15g，生地黄 15g，白芍 15g，制何首乌 15g，黄精 15g，旱莲草 15g，女贞子 15g，枸杞子 15g，石斛 15g，北沙参 15g，麦冬 15g，甘草 5g。

水煎内服，日一剂，共七剂。

外用　唇部使用润肤保湿剂。

2015 年 9 月 8 日二诊。

刻下症　唇部干燥皲裂较前改善，舌淡红，舌尖点刺，少苔，脉细，月经先期，末次月经：9 月 3 日，经量少，纳眠可，二便调，上方加白花蛇舌草 15g。

中药处方　熟地黄 15g，生地黄 15g，白芍 15g，制何首乌 15g，黄精 15g，旱莲草 15g，女贞子 15g，枸杞子 15g，石斛 15g，北沙参 15g，麦冬 15g，甘草 5g，白花蛇舌草 15g。

水煎内服，日一剂，共十四剂。

2015 年 9 月 29 日三诊。

刻下症　干燥脱屑明显改善，自述四肢不温。舌尖红，苔薄白，脉细，末次月经：10 月 5 日，经量少。上方去北沙参、白花蛇舌草，加薄盖灵芝 15g，肉苁蓉 15g。

中药处方　熟地黄 15g，生地黄 15g，白芍 15g，制何首乌 15g，黄精 15g，旱莲草 15g，女贞子 15g，枸杞子 15g，石斛 15g，麦冬 15g，甘草 5g，薄盖灵芝 15g，肉苁蓉 15g。

水煎内服，日一剂，共十四剂。

2015 年 10 月 13 日四诊。

刻下症　唇部偶有干燥感，余无不适，舌少许齿痕，上方加白术 15g，巩固疗效。

中药处方　熟地黄 15g，生地黄 15g，白芍 15g，制何首乌 15g，黄精 15g，旱莲草 15g，女贞子 15g，枸杞子 15g，石斛 15g，麦冬 15g，甘草 5g，薄盖灵芝 15g，肉苁蓉 15g，白术 15g。

水煎内服，日一剂，共七剂。

按语

唇炎的发病与脾胃关系密切，本案患者唇部干燥脱屑 2 年多，口干提示有胃阴虚的表现；胃阴虚日久，灼伤真阴，出现肾阴亏虚的表现，虚热内生，热伏冲任，血海不宁，则月经先期而下，量少；少苔，脉细为阴虚的表现，舌尖红为有心火的表现。治以滋阴清热、养血润燥，方中石斛养阴、北沙参养胃生津，麦冬兼以清心；女贞子、旱莲草、生地黄滋阴清热；白芍、熟地黄、制何首乌养血润燥；枸杞子、黄精补益肾精；复诊时患者伴有四肢不温的表现，脾主肌肉四肢，此为肾阳虚火不生土，脾阳虚不能温煦四肢的表现，故选用无燥性之肉苁蓉补肾阳，意在补火生土；薄盖灵芝可起到健脾胃之功，与上述补益药物合用增强补益之功。治疗切中病机，故临床显出好的疗效。本病案唇炎不但与脾胃有关，后期胃阴虚也可累及肾阴虚，肾阳虚致脾阳虚，治疗中补肾阴益中土之阴，特别是使用肉苁蓉温肾阳以补火生土，中土脾胃功能恢复，运化功能恢复，疾病自愈。

（摘自：刘俊峰，莫秀梅. 陈达灿[M]. 北京：中国医药科技出版社，2019：162-165.）

案例三

汪某[36]，女，36 岁，2015 年 10 月 27 日初诊。

主诉 下唇糜烂 2 年余。

现病史 患者 2 年前无明显诱因出现下唇部红肿糜烂，伴有疼痛。间断外用药膏治疗（具体不详），皮疹可缓解，但时有反复。现患者下唇左侧糜烂，较多黄色分泌物，阴唇、口、眼未见糜烂及溃疡。纳可，眠安，二便调。舌质红，苔薄白，脉细。既往有 2 型糖尿病病史 1 年，高脂血症病史 1 年，现饮食控制。平素喜食辛辣烧烤之品。

中医诊断 唇风。

中医证型 脾胃湿热，兼有阴虚证。

西医诊断 剥脱性唇炎。

治法 清热解毒，辅以养阴。

中药处方 金银花 20g，野菊花 15g，紫花地丁 15g，蒲公英 15g，黄柏 10g，知母 10g，北沙参 20g，玉竹 12g，石斛 10g，白芍 15g，丹参 20g，白茅根 20g，黄芪 20g。

二十剂，水煎服，早晚饭后温服。

外用 蛋黄油（首都医科大学附属北京中医医院院内制剂）外用，每日 2 次。

按语

"脾开窍于口，其华在唇"，本案患者由于嗜食辛辣，脾胃蕴热，上犯口唇，故口唇红肿糜烂，患者病程日久，有伤阴化燥之虞，舌红，苔白，脉细。处方以金银花、蒲公英等清解胃热，加入北沙参、玉竹、石斛、白芍等益胃生津，病程日久耗伤正气，加黄芪健脾补中，托毒生新。整个治疗围绕中土进行清胃热、益胃阴、补脾胃。

（摘自：陈彤云，曲剑华，刘清. 陈彤云损美性皮肤病治验[M]. 北京：北京科学技术出版社，2016：355.）

第二十四章 补土理论治疗口角炎案例

本病多因后天饮食失调，损伤脾胃，导致脾胃湿热内生，加之风、热等邪侵袭人体，导致湿热夹风火上蒸，结于唇部，灼伤气血而生；或因湿热日久，阴血受损，加之外邪入里化热，血燥生风，上灼口唇皮肤黏膜而致病。脾胃受损是口角炎的基本病机，湿邪致病贯穿疾病始终。

案例一

王某，男，22岁，2011年3月8日初诊。

主诉 双侧口角糜烂伴疼痛1月余。

现病史 患者双侧口角糜烂伴疼痛1个多月。外院治疗，用药不详，效果不显，近日加重伴疼痛。四诊摘要：双侧口角处红肿、糜烂，偶有少许渗液，局部结有黄厚痂，伴少许疼痛，张口时明显，口干口苦，纳差，眠可，小便黄，大便烂，量偏少，有里急后重感，舌红，苔黄腻，脉弦滑。

中医诊断 燕口疮。

中医证型 脾胃湿热证。

西医诊断 口角炎。

治法 清热利湿，兼以健脾。

中药处方 炒黄连10g，黄芩15g，当归10g，生地黄20g，牡丹皮15g，升麻5g，淡竹叶15g，生石膏30g，白术15g，枳实15g，麦芽30g，甘草5g。

水煎内服，日一剂，共七剂。

外用 氧化锌油外涂皮损处，每日2～3次。

2011年3月15日二诊。

刻下症 服药后口角红肿疼痛减轻，糜烂处变干燥，无明显渗液，无口干，仍有少许口苦，食欲增加，大便烂，无里急后重感，舌脉同前。

上方减生地黄、生石膏，加白鲜皮15g，继服七剂。

2011年3月22日三诊。

刻下症 口角处已无明显红肿，皮肤稍干燥，大小便正常，舌质淡红，苔薄微黄，脉弦，上方减炒黄连、枳实，加北沙参15g，再服十四剂以巩固疗效。

按语

本案患者出现口角红肿糜烂、渗液、疼痛，伴口干口苦、纳差、小便黄、大便里急后重感，舌红苔黄腻等表现，中医辨证为脾胃湿热证，治以清热利湿为主，兼以健脾，处方以清胃散加黄芩、生石膏清解胃热，淡竹叶清热利湿，导湿热之邪从小便而出，白术、枳实、麦芽、甘草健脾消积通便，甘草兼以调和诸药。全方针对病机，共奏清热利湿，健脾消导之功，故能较快见效。本案例中清利脾胃湿热之邪既可治标，又可恢复脾胃运化功能之本，体现了中土脾胃的重要作用。

案例二

刘某，女，12岁，2015年6月26日初诊。

主诉 口角处糜烂1月余。

现病史 1个多月前无明显诱因口角处出现轻微糜烂，未曾治疗，近日较前加重，前来就诊。四诊摘要：双侧口角处糜烂、渗液，伴张口疼痛，流涎较多，食欲较差，精神稍疲倦，大便烂，小便调，舌质淡，苔白腻，脉滑。

中医诊断 唇风。

中医证型；脾虚湿困证。

西医诊断 口角炎。

治法 健脾祛湿。

中药处方 党参10g，白术10g，茯苓15g，炒薏苡仁20g，扁豆10g，莲子10g，砂仁（后下）5g，陈皮5g，法半夏10g，桔梗6g，炙甘草5g。

水煎内服，日一剂，共七剂。

2015年7月3日二诊。

刻下症 口角处开始愈合，无明显渗液，张口时伴少许疼痛，食欲、精神较前改善，流涎减少，大便烂，其余情况基本同前。前方基础去法半夏，巩固疗效。

中药处方 党参10g，白术10g，茯苓15g，炒薏苡仁20g，扁豆10g，莲子10g，砂仁（后下）5g，陈皮5g，桔梗6g，炙甘草5g。

水煎内服，日一剂，共十四剂。

按语

本病案病因为脾气虚弱，湿浊不化。湿浊内停，则嘴角糜烂，渗液；脾主唾，脾虚则口角流涎；脾虚清阳不升，运化失司，则精神疲倦、食欲差、大便烂；舌质淡，苔白腻为脾虚湿困之象。治以健脾祛湿为法，选方中党参、莲子健脾益气，白术、茯苓、炒薏苡仁健脾渗湿，佐陈皮、砂仁行气醒脾，法半夏温中燥湿，桔梗能载诸药上行，又能宣肺利水，炙甘草健脾和中兼以调和诸药。诸药合用，共奏健脾祛湿之功。在二诊时，患者糜烂面已开始愈合，无明显渗液，湿邪已去，故去法半夏以防过燥伤阴。本案例为补益中土治疗口角炎的典型代表。

参 考 文 献

[1] 刘奇, 闫玉红, 李秋萍, 等. 基于补土思想的中医湿疹内治思路探讨[J]. 吉林中医药, 2015, 35 (8): 769-771, 781.
[2] 孙晓冬. 陈达灿教授从心脾论治特应性皮炎经验谈[J]. 中国中西医结合皮肤性病学杂志, 2006 (1): 55-56.
[3] 刘俊峰, 莫秀梅. 陈达灿[M]. 北京: 中国医药科技出版社, 2019: 74-83.
[4] 杜泽敏, 熊述清, 官莹玉, 等. 国医大师禤国维治疗儿童特应性皮炎经验[J]. 中医学报, 2020, 35 (1): 95-98.
[5] 娄卫海, 周垒, 刘蠡. 张志礼皮肤病临证笔谈[M]. 北京: 北京科学技术出版社, 2016: 116-119.
[6] 刘俊峰, 黄业坚, 陈达灿. 陈达灿治疗慢性荨麻疹经验[J]. 中医杂志, 2010, 51 (5): 402-403.
[7] 杜晓霜, 倪海洋. 边天羽教授治疗慢性荨麻疹的经验[J]. 广西中医药, 2018, 41 (5): 50-51.
[8] 陈修漾, 陈达灿. 禤国维教授运用六味地黄汤治疗皮肤病经验介绍[J]. 新中医, 2002 (9): 9-10.
[9] 李红毅, 欧阳卫权. 禤国维[M]. 北京: 中国医药科技出版社, 2014.
[10] 邓中光. 邓铁涛教授治疗皮肌炎验案1则[J]. 新中医, 2002, 34 (12): 15-16.
[11] 龚丽萍. 喻文球[M]. 北京: 中国医药科技出版社, 2014: 106-108.
[12] 杨志波. 欧阳恒[M]. 北京: 中国医药科技出版社, 2014: 266-268.
[13] 杨素清, 苗钱森. 王玉玺[M]. 北京: 中国医药科技出版社, 2014: 169-171.
[14] 陈明岭, 艾华. 艾儒棣[M]. 北京: 中国医药科技出版社, 2014: 226.
[15] 隗小晴. 李元文教授运用脾胃论思想治疗神经性皮炎探幽[J]. 现代中医临床, 2014, 21 (2): 18-19.
[16] 张志荣, 赵超. 健脾补气法治疗四肢瘙痒症一例[J]. 北京中医, 1988 (6): 50.
[17] 孙大伟, 王凡, 陈海鹏, 等. 基于阴虚质与湿热质从脾论治糖尿病皮肤瘙痒症验案两则[J]. 世界中西医结合杂志, 2016, 11 (7): 889.
[18] 周冬梅. 王莒生[M]. 北京: 中国医药科技出版社, 2014: 117-118.
[19] 张学军. 皮肤性病学, 第6版[M]. 北京: 人民卫生出版社, 2004: 172.
[20] 陈红. 甘草药理作用概述[J]. 海峡药学, 2005, 17 (4): 37-41.
[21] 郑勇凤, 王佳婧, 傅超美, 等. 黄芩的化学成分与药理作用研究进展[J]. 中成药, 2016, 38 (1): 141-147.
[22] 崔学军. 黄连及其有效成分的药理研究进展[J]. 中国药师, 2006, 9 (5): 469-470.
[23] 娄卫海, 周垒, 刘蠡. 张志礼皮肤病临证笔谈[M]. 北京: 北京科学技术出版社, 2016: 208-209.
[24] 闫小宁, 李争红, 韩世荣[M]. 北京: 中国医药科技出版社, 2014: 291.
[25] 陈宾, 魏宝永. 中西医结合治疗大疱性类天疱疮1例[J]. 中医临床研究, 2016, 8 (7): 99-100.
[26] 闫小宁, 李争红, 韩世荣[M]. 北京: 中国医药科技出版社, 2014: 292-293.
[27] 杨素清, 苗钱森. 王玉玺[M]. 北京: 中国医药科技出版社, 2014: 129-131.
[28] 李光杰, 李威威, 刘卫兵. 补中益气汤加减治疗掌跖脓疱病性关节炎1例[J]. 中国中西医结合皮肤性病学杂志, 2014, 13 (4): 262-263.
[29] 杨志波. 欧阳恒[M]. 北京: 中国医药科技出版社, 2014: 260-261.
[30] 卢积坪, 李红毅, 党若楠, 等. 禤国维教授治疗儿童过敏性紫癜性肾炎经验[J]. 中国医药导报, 2019, 16 (36): 149-152.
[31] 周冬梅. 王莒生[M]. 北京: 中国医药科技出版社, 2014: 81-84.
[32] 黄庆山. 变应性血管炎的中医治疗[J]. 医学研究通讯, 1992, 21 (6): 19.
[33] 王建春, 林鸿国, 白爽, 等. 蔡炳勤教授分期辨治变应性血管炎经验[J]. 新中医, 2011, 43 (12): 159-160.
[34] 韩颐, 徐佳, 曲剑华, 等. 陈彤云分缓急辨治变应性皮肤血管炎经验[J]. 北京中医药, 2022, 41 (1): 14-15.
[35] 刘俊峰, 莫秀梅. 陈达灿[M]. 北京: 中国医药科技出版社, 2019: 162-165.
[36] 陈彤云, 曲剑华, 刘清. 陈彤云损美性皮肤病治验[M]. 北京: 北京科学技术出版社, 2016: 355.